人生最後のご馳走

淀川キリスト教病院のリクエスト食

はじめに

雑誌の編集をしていた頃、街のややこしさやふくよかさ、心にしみるような皿やそれを生み出す料理人など、「よく生きる」ための多くを教えてくれた大先輩がいた。直接的な仕事の先輩ではないが時折街に連れ出してくれて、飲むのも食べるのも豪快に楽しまれ、そんな喜びを誰かと共有したくて仕方がないという姿を見せてくれた。いつも蝶ネクタイがトレードマークとなる洒落《しゃれ》た装いで、過剰なまでのサービス精神とウィットにあふれた人だった。

数年前から、その先輩がお酒を飲む姿を目にすることがなくなり、お会いする度に迫力のあった大柄な体が少しずつほっそりして見えるようになった。ほどなくがんに冒された肝臓の一部を切除したことも知った。そのときの手術は成功し、肝臓がんは克服したのだが、その後もがんはしつこく先輩の体のあちこちに出没する。完治は厳しいと通告されていたが、まだやらなきゃいけないことがあるからと、先輩は体力の限界までがんと戦い抜いて、他界した。

亡くなる半月ほど前のこと。深刻な状況だと家族の方から知らされて見舞いに行った知人から、ある洋食店のコンソメスープを先輩が飲みたがっているという話を耳にした。

飲食店のコンサルティング業で活躍した先輩が、50年ほど前に学校を卒業して初めて勤めたのは、今は大阪の北新地に店を構えている昭和3年創業の老舗の洋食店の厨房だった。その洋食店には「ダブルコンソメ」と呼ばれる深い味わいを持つコンソメスープがある。先輩がそのスープを飲みたがっているというのだ。

魔法瓶を抱えてお店に赴き事情を話すと、ぱりっとした黒いジャケット姿の支配人らしき方は頷《うなず》いて、私をテーブル席の椅子に掛けさせると、魔法瓶を持って厨房へ消えて行った。しばらく経って戻ってきた手には、熱々のスープが入った魔法瓶。そして、その方がお口にできるのかわかりませんがもし良かったら、と可愛らしい小さなお菓子まで持たせてくれた。

その足で病院に駆けつけると、ちょっと驚いて迎えてくれた先輩は、すっかりとそぎ落とされた頰や筋の立った首元から、ほとんど食事がとれていないことが一目で推測できた。そんな状態の人にどうなんだろうと躊躇《ちゅうちょ》しつつも、お好きなスープだと聞いたので食事のときにでもどうぞ、と魔法瓶を渡すと、ぱっと目を輝かせて今すぐ飲みたいと言う。そして、悪いけれど白い皿を借りてきて欲しい。その間に、眺めの良い来客スペースに移動するから。このダブルコンソメには、魔法瓶の蓋を皿代わりにするような無粋なことも、気の滅入る殺風景な病室も似合わないのだと。

看護師さんに相談すると、スープ皿とまではいかないが、浅めの白いサラダボウルを借りることができた。そこにダブルコンソメを注ぐと、見たこともないような濃く深い琥珀《こはく》色の澄み切ったスープが白い器に浮かび、濃厚な肉の風味と得も言われぬ香りがふわりと広がった。匂いだけでお腹が空いてきた私は、思わず喉を鳴らした。

「ああ、アラスカのダブルコンソメやなあ」

先輩は低く唸《うな》り、まぶたを閉じて香りを堪能するように大きく息を吸い込んでから、ほんの少しスプーンですくったスープを唇にそっとつけて、それを舐《な》めた。

「うまいなあ。うまいなあ。ありがとう」

私の目をのぞきこむようにぐっと見てにっこり笑い、再び目を閉じて何かを思い出しているようだった。

後からゆっくり飲ませてもらうからと、大切そうに魔法瓶を自分の側《そば》に置くと、この洋食店アラスカのコンソメスープがどれほど手間暇かけて作られるのかということから始まって、若かりし頃の先輩が厨房で怒られた話、早い時期に本物と言われる人や物や料理に触れることが後の人生にどれほど影響するかなど、元気だった頃と同じような声量とはいかないが、それでも変わらぬ名調子で教えてくれた。

この人が、本当に命が深刻な状況なのだろうか。まだまだ元気に頑張られるのではないだろうか。私はそんなふうに少し嬉しい気持ちになっていた。

だが、そのときはすでにいつ最期《さいご》を迎えても不思議ではなく、抗がん剤と強い痛み止めによる副作用で、とうてい口から食べものを摂取できる状態ではなかったと後から人に聞いた。その後、見舞いに来た客にダブルコンソメを飲んだのだと嬉しそうに話されていたことも。

先輩の顔を見たのはその日が最後で、私の中にはコンソメスープを飲んだときの「うまいなあ。ありがとう」の声と相好を崩した姿がいつまでも残っている。病院であっても食事のスタイルにこだわる気概は、先輩の美意識や、大げさかもしれないが生き様にも通じる気がして、思い出す度に背筋が伸びるような心持ちがする。それは先輩が私にくれた最後の贈り物だった。

＊

先輩は選択しなかったが、末期のがん患者には抗がん治療や延命治療を止《や》めるという選択もある。その場合に、人生の限りを受け入れて、残された時間をできるだけ穏やかに過ごすための場所のひとつがホスピスだ。

最近になって耳にすることが増えたホスピスだが、当事者や家族でなければ知っているようでよくわからないという方も少なくないだろう。

日本のホスピス・緩和ケアの第一人者であり、現在、淀川キリスト教病院グループの理事長を務める精神科医・柏木哲夫先生の著書『いのちに寄り添う。』には全米ホスピス協会の定義としてこう書かれている。

「ホスピスとは、末期患者とその家族を家や入院体制のなかで、医学的に管理するとともに看護を主体とした継続的なプログラムをもって支えていこうとするものである。さまざまな職種の専門家で組まれたチームが、ホスピスの目的のために行動する。そのおもな役割は、末期ゆえに生じる症状（患者や家族の肉体的、精神的、社会的、宗教的、経済的な痛み）を軽減し、支え励ますことである」

著者である柏木先生は、1973年に日本初のホスピスプログラムをスタートさせ、1984年に日本では2番目（西日本では初）となる病棟型ホスピスを開設。初代ホスピス医として、以来40年にわたり、死と直面する患者さん2500人以上と向き合ってきたという。この本で取材をさせてもらった淀川キリスト教病院ホスピス・こどもホスピス病院は、その柏木先生の開いた病棟型ホスピスを前身として2012年11月にオープンした独立型ホスピスだ。

集合住宅のようにも見える明るい雰囲気の5階建ての建物に、成人病棟15床、小児病棟12床。病室はすべて個室で、院内はどこもゆったりと配置され、和紙でつくられた間接照明が生む柔らかな光が隅々まで満ちている。1階にはキリスト教系らしく、ステンドグラスが表情のある陰影を落とすチャペルもある。成人病棟の平均在院日数は約3週間。末期のがんで余命が2〜3カ月以内と限られている方が主な入院の対象となる。

2年ほど前、このホスピスに「リクエスト食」という取り組みがあることを新聞記事で知った。「リクエスト食」とは、病院によって決められた献立ではなく、患者さん一人ひとりが好きなメニューをまさにリクエストする、このホスピスのオリジナルの取り組みだ。

新聞記事には、患者さんから頼まれた料理とそれにまつわる人生のエピソード、そしてリクエストした刺身を口にする患者さんの写真が掲載されていた。

ホスピスという場で個別に料理を提供するという独自性にももちろん引きつけられたが、「末期のがん患者は食事の摂取が難しい」というイメージを持っていた私には、なにより「食べる」ことができているのにとても驚いた（しかも生ものまでも）。

記事を読みながら、ふと先輩がコンソメスープを味わっていた姿を思い出した。体は「食べられない」けれど、気持ちで「食べる」場合もある。栄養の摂取は健康に生きていくための体づくりが目的とばかり思っていたが、そうではない「食」もあるのだろうか。余命宣告を受けた人は、いったいどんな思いで「食べる」のだろう。

そんな疑問を抱えて、淀川キリスト教病院ホスピス・こどもホスピス病院に通い始めることになった。

*

淀川キリスト教病院ホスピス・こどもホスピス病院では、金曜日の昼下がりになると、「リクエスト食」の聞き取りのために管理栄養士の大谷幸子さんが病室をたずねてまわる。

大谷さんはベッドサイドで患者さんに寄り添いながら、いま食べたいもの、味付けの好み、食べたい量などの要望に、ゆっくりと丁寧に耳を傾ける。せかすことなく、楽しい世間話をしにきたみたいな雰囲気で。

食べたい献立があふれ出す方もいれば、なかなか具体的に思い浮かばない方もいる。入院されている皆さんは、末期のがん患者という共通点こそあれど、一人ひとりの症状も体調も異なるし、「食」への思い入れも人それぞれだ。

ただ、ホスピスに来るまでに別の病院で抗がん治療を受けていた人がほとんどで、そこで食事制限を受けたり、投薬の副作用で食欲が落ちて「食べたくても食べられない」という経験は多くの方に共通している。

にもかかわらず、取材が進むにつれて、「再び食べられるようになった」という喜びの声を幾度となく耳にするようになった。

さまざまな要因が良い結果を結び、末期がん患者が再び「食」を取り戻したとき、決められた献立ではなく、自分で選んだメニューが食べられるとしたら？

よくテレビなどで「人生最後に何が食べたいか」といった企画を目にするが、ホスピスの入院患者にはその日そのときが文字どおり最後の食事になるかもしれない。どんな気持ちで何を選ぶのだろう。当初はまるで想像もつかなかった。

取材はそのメニューを選んだ理由から始まった。すると料理名だけではなく、食にまつわるエピソードが患者さんの口からあふれ出した。そこから浮かび上がるのは、それまで過ごしてきた日常の風景の断片でもあり、その風景には、ご本人だけではなく、食を共にした誰かが含まれる場合も多くあった。

そうした風景の奥には皆さんの生きてきた時間が広がっていて、自分がこれまでに何を食べてきたかには、私たちが思っているよりもっとさまざまな思い出がついているようだった。

人は食べないと生きていけない。

貧しさで3日に1度しか持たせてもらえなかったお弁当のおかずも、家族で賑《にぎ》やかに囲む豪勢なすき焼きも、味も素っ気もない病院食のお粥も、体に入れれば結局は同じで、生きるために重ねてきた単なる何千分の一食でしかないのかもしれない。

でもやっぱり違う。食べることは栄養摂取の作業ではない。また、たとえどんなに質素なおかずであってもそこに思いの込められた食事は、その人にとって大切な時間で、それは

「ご馳走」なのだ。14人の末期のがん患者の方々の話に耳を傾けるうちに、私はそう感じるように なった。

病院という場所は、治療のために実に効率良くシステム化されていて、患者はそのシステムに従うしかない。そのため、闘病というシチュエーションに置かれるがん患者は、いくつかにパターン化された環境に身を投じざるを得ない。一般の病棟で、まるで画一的なモノのように扱われて「自分」がなくなる気がしたという患者さんもいた。

でもこのホスピスで、皆さんが語る話から浮かび上がる人生の風景はまさに十人十色。一人ひとりの顔も声も性格も違うのと同じように、それまで生きてきた道は異なる。「リクエスト食」は、「がん患者」という漠然とした顔のない存在から、そんな自分らしさを取り戻すひとつのきっかけになっている気がした。

ホスピスの患者さんは当然ながら身体的に厳しい状況にはあるが、この病院でお会いした方は皆さん驚くほど明るく穏やかで、希望を持って毎日の生活を送られていたように感じている。

お喋《しゃべ》りが好きで多くを語られる方、恥ずかしがって言葉の少ない方、何週もお会いできた方、限られた時間となった方。体力や気分によって、同じ患者さんでも話を聞ける時間や状況は日々異なった。また、ご本人より付き添いのご家族があれこれと教えてくださった方もいた。通常のインタビューであれば活字にするとき同じような体裁に整えるが、ホスピスならではの状況が伝わるように、あえて体裁を変えた文章にまとめさせていただいた。なお、名称や肩書き等は取材時のものである。

直接的な食にまつわるエピソードでない話も多い。そういう部分を端折《はしょ》ることもできたかもしれない。けれども、人がどう生きたかはほんとうにいろんなことが絡み合っていて、人生の一部をカテゴリーで分けたりすることはやっぱりできないと私は思う。生きることは食べること。食べることは生きること。きっとこれを読む皆さんもそうであるように。

目次

プロローグ――玉井和代さん（74歳・すい臓がん）の「リクエスト食」聞き取りより

――玉井さん、こんにちは。明日の夜のリクエスト食、何が召し上がりたいですか。

明日はね、熱々の天ぷらをお願いしたいんです。

――揚げたての熱々は美味しいですもんね。お好みの具はありますか？

そうですねえ、海老とかイカとか……南京も好きです。

――他にはいかがですか。たとえば椎茸や大葉など、お好きなものは？

わあ、椎茸も大葉も大好きです。でもそんなにいくつもいいんですか？

――お好みの量をご用意します。普段から天ぷらはよく召し上がっておられたのですか。

子どもたちも大好きでね。最近は主人と2人ですし、この病気になってからは体に力が入らないので油が怖いから、家では揚げていなかったんです。

――天ぷら以外のおかずは何がいいですか。前回、酢の物や茶碗蒸しを食べておられますね。

そうそう、前にいただいた酢の物も美味しくて。

――この病院の味付けは、お好みに合っていますか。味のお好みや、ご希望のメニューをおっしゃっていただけると、調理師も作りがいがあります。

それがもう、ほんとに私の好きな味付けなんです。明日の天ぷらも楽しみです。

——食欲はいかがですか？

すっかり食欲が出て、今は食事のことばかり考えているくらい。なんだか恥ずかしいわ（笑）。

——食べられない時期があったのですか？

前の病院では2、3口しか食べられなかったんです。食事が運ばれてくると、まず量を見て気分が落ち込むんです。食べられないと残さなきゃいけないけど、もったいないから嫌な気持ちになるでしょう。体のためだと頭ではわかっているけれど。食事がとれないので栄養剤を飲むようになったら、味も気持ち悪いししんどくて。

——お辛かったんですね……。

ここに来たら、お食事が美味しくて、美味しくて。家みたいに陶器の器で出してくださるし。味付けもお店屋さんみたい。これは、前回のリクエスト食のとき、家族のみんなと一緒でと、看護師さんが撮ってくださったお写真です。

——まあ、ひ孫さんがおられるんですか？　お若く見えますね。

髪を切ったからかしら。食べられるようになって、元気が出ているのが自分でもわかります。以前は気持ちも落ち込んでいたけれど、今は気分も良くてね、すごく楽しい。どんどん元気になるのが嬉しいんです。ちょっと食べ過ぎじゃないかと思うほど（笑）。

リクエスト◉家族みんなが大好きな天ぷら

「揚げる先から、
子どもたちが箸をのばして
熱々の天ぷらを
次々に食べていくんです」

玉井和代さん（74歳・すい臓がん）

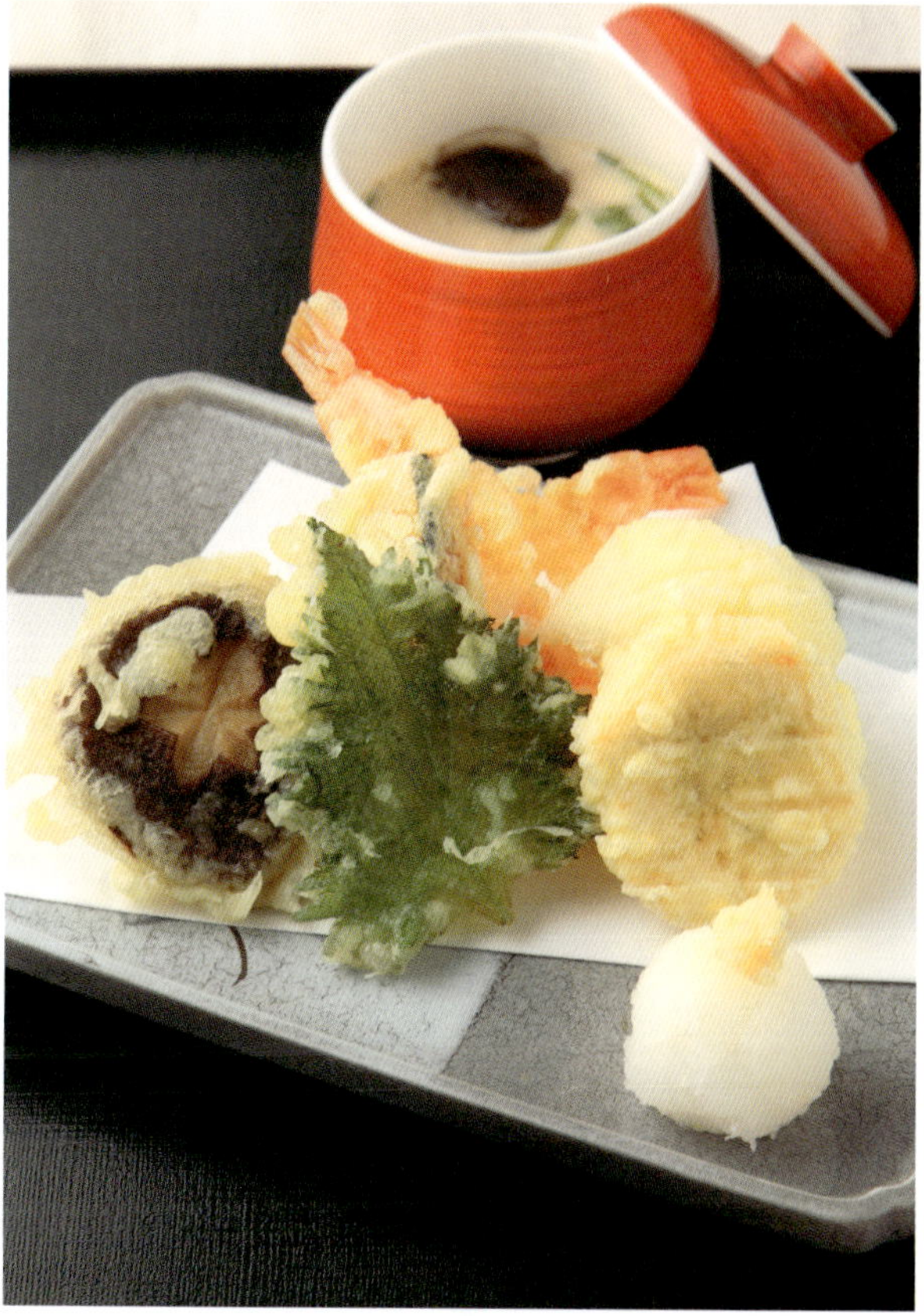

海老、イカ、椎茸など好みの具材を好きな数だけ。細かく包丁を入れたイカなど、食べやすさへの配慮も。天ぷらと同じく玉井さんのご家族みんなが大好きだった茶碗蒸しとともに。

花が咲くような笑顔が印象的な玉井さんが、笑顔を取り戻したのはホスピスに転院してからだとご主人が話してくれた。穏やかなおっとりした口調が少しトーンアップするのは、ご主人と旅先で目にした風景の美しさと、美味しいご飯の話をするとき。幸せそうに同意を求める玉井さんの明るい表情が、ご主人をなにより幸せにしているようだった。ご夫妻が「昔からほんまにようしてくれた」と声を揃える娘さんから聞く話からも、お出汁《だし》や醤油の匂いの漂う家族の食卓が目に浮かんでくるようだった。

平日は主人が、週末には子どもたちが病院に来てくれるんです。子どもは、上が女の子で下に男の子が2人。私は23歳で結婚したんですが、長女も23で結婚。そのうえ娘の長女も23で結婚しましてね（笑）。ぽんぽんぽんと進んで、おかげでひ孫にも会えましたよ。

お正月は息子夫婦の家族も集まっておせちを囲みます。昔から、お正月の声が聞こえてきたら早めに準備を始めて、黒豆にきんとんに、うちはみんな煮物が好きなので蓮根や牛蒡のお煮しめもどっさり炊いてね。鰹や昆布でしっかり取ったお出汁のだし巻きは、ちょっと多いかなと思うくらい作ってもすぐになくなってしまうんです。食べるのは好きで、作るのも嫌いじゃありません。パートにも出ていたので、主婦って意外と忙しいじゃないですか。でも家族が美味しいと喜んでくれるから一生懸命に作れたんですね。そういえば、今年のお正月に話していたんです。「あと何回こうしてみんなでお正月を迎えられるかな」って。そしたらこんなことになって、ね……。

家族を支えた「時短」おかず

私は四国出身で夫は大阪生まれですが、夫の母方が四国ということもあり、同郷の親戚の紹介でご縁があったんです。結婚してからは、主人を会社に送り出して、私は家事と子育ての毎日。育児が少し落ち着いた頃から、スーパーのレジのパートに出るようになりました。それでもやっぱり子どもが最優先。みんなが登校した後に出勤して、今度は先に戻って晩ご飯の支度。このパートが私には初めてのお勤めだったんですが、気がつけばそのまま同じ職場で定年まで。お友達もできましたし、楽しかったですよ。

短時間で何品も作るので、手際が良いと言われますけど、毎日が時間に追われるような生活でしょ。自然と手が早くなったのかもしれませんね。娘は小さい頃から私が台所に立つと自然と手伝ってくれて助かりましたよ。そうそう、娘が小学5年生のとき、調理実習で胡瓜を包丁でぱぱぱっと切ったんだそうです。そしたらとても驚かれて、「みんな玉井さんを見習いなさい」と先生が言ったって（笑）。この子も料理が上手で、煮物なんかすごく美味しいですよ。

私は料理本を広げて新しいメニューを試すというのではなくて、母が作ってくれた家庭の総菜を作っていましたね。

入院する少し前に、息子が家に泊まりに来てくれたことがあったんです。夕飯は何がいいかと聞くと、オムレツって。そういえば、うちのオムレツは少し変わっていて、じゃが芋を混ぜた具だくさんで大きなオムレツなんです。玉葱や挽肉を炒めておいて、じゃが芋は別で茹《ゆ》でて皮をむいてサイコロ状に切る。だから少し手間がかかりますけど、芋が入ると育ち盛りの子どものお腹も膨れるでしょ。考えてみたら、それは私自身が子どもの頃に好きだった母の味だったんですね。娘もじゃが芋入りのオムレツを子どもたちに食べさせていたんですって（笑）。

子どもたちと一緒に暮らしていた頃は、おでんやカレー、肉じゃがや煮物など、いっぺんに大勢で食べられるおかずが多かったんじゃないかな。そういう料理は量が多いと余計に美味しくなるでしょう。茶碗蒸しもみんなの好物でしたね。「どうやったらすが入らないで、固まる寸前のふわふわとろとろの滑らかさが出るのかなあ」って娘は首をかしげてました。蒸し器で大量に蒸し上げると、お出汁の良い香りが広がってね。幸せな気持ちになるんです。

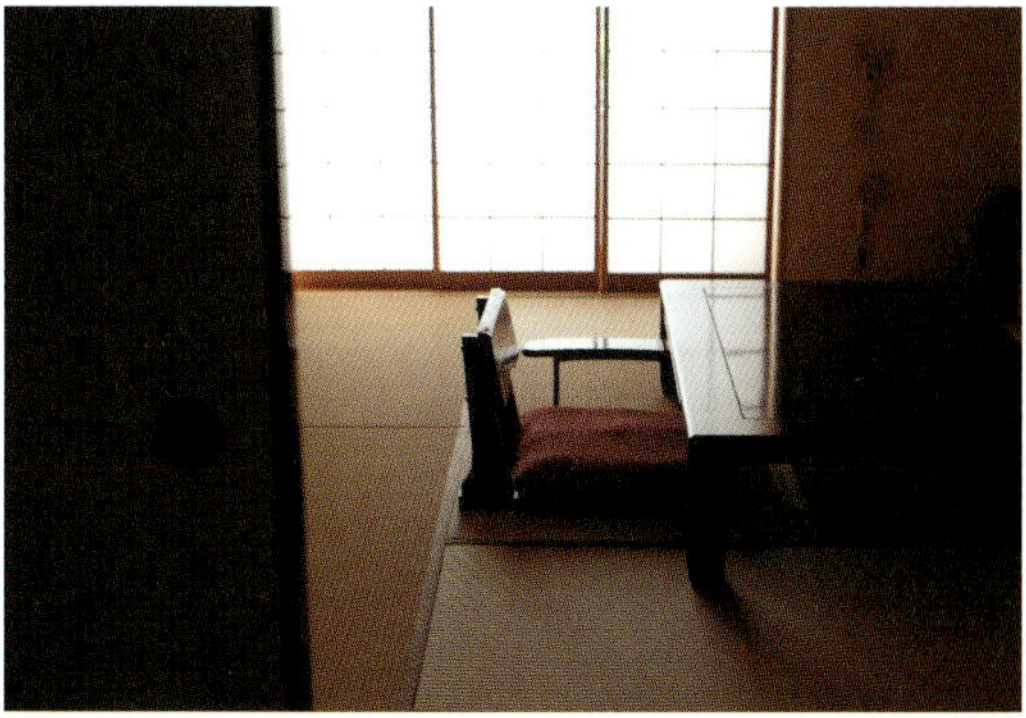

院内にある和室は誰でも利用できる。自宅のような気分になれる場所。

揚げたての天ぷらの向こうに広がる笑顔が出るように

主人は好き嫌いもなくて、美味しいと口に出してくれますね。とても優しい人で、喧嘩もしたことはありません。私も家で大きな声を出すようなこともなくて、みんな仲が良かったですよ。

子育てが一段落してからは、年に何回か夫婦で旅行に出掛けました。有名な観光名所ではなくて、景色が美しくて泉質の良い温泉なんかを探してね。揃って感激したのは立山黒部の立山です。高山植物の花って可愛らしくてね。大木のそびえる山も魅力的だけど、立山は1、2メートルの常緑の低木が地面からすっと伸びているのがずっと並んで続くんです。もうそれはほんとに美しくて……。もう山はさんざん見てきたという思いがあったんですが、そうじゃない、山ってこんなに美しかったのだと感動しましたね。

温泉地に温泉卵ってあるじゃないですか。ひとつ食べると7年寿命が延びると言われてる「黒たまご」を食べたことがあって、すごく美味しいから、いくらでもぱくぱくいただけるんですよ。2人でたくさん食べたので、その計算ではもっと長生きするはずだったんですけど……。あはは（笑）。

主人と2人きりの生活になってからは、手のかかる料理はしなくなりましてね。天ぷらは好きだけど、具材をあれこれ用意するのが大変だから、2人ではなかなか……。

子どもがいた頃はもう山のように揚げてましたよ。息子たちは揚げる先から箸をのばして、揚げても揚げてもお皿から消えていく感じ。私は揚げてるうちにお腹いっぱいになっちゃうんです。そうそう、うちは豚も天ぷらにするんですよ。安いコマ肉を何枚か重ねて揚げるんですが、それがかえっていいのか、噛《か》むとじゅわっと肉汁が出て美味しいとすごく人気でね。そうだ、そんなのもうすっかり忘れてたけどなんだか思い出しました。

こちらに入院してから食べることが楽しくて楽しくて、どんどんと自分が元気になっているのがわかります。なんだか病気が治ったんじゃないかと勘違いするほど。前の病院では、食べられないから体力が落ちて、座るのも精一杯で、声も出なくなって。辛くて死にたいとばかり考えてました。食べ物を口から美味しくいただけるようになったら、自分で歩けるようにもなったでしょ。こんなこと信じられないくらい。主人が「前は怖い顔しとったなあ、今は笑顔が出てる、笑ってる」と喜んでくれていましてね。今日の晩ご飯は天ぷらをお願いしました。もうとっても美味しかったわ。揚げたてでね。子どもたちも来てくれて一緒に食べられて、本当に嬉しくて美味しくて……幸せです。

リクエスト◉昔懐かしのハイカラ洋食

「食べ歩きが道楽でね、
コロッケやスパゲティなんて
洋食のメニューを
若い頃によく食べたんです」

竹内三郎さん（70歳・直腸がん）

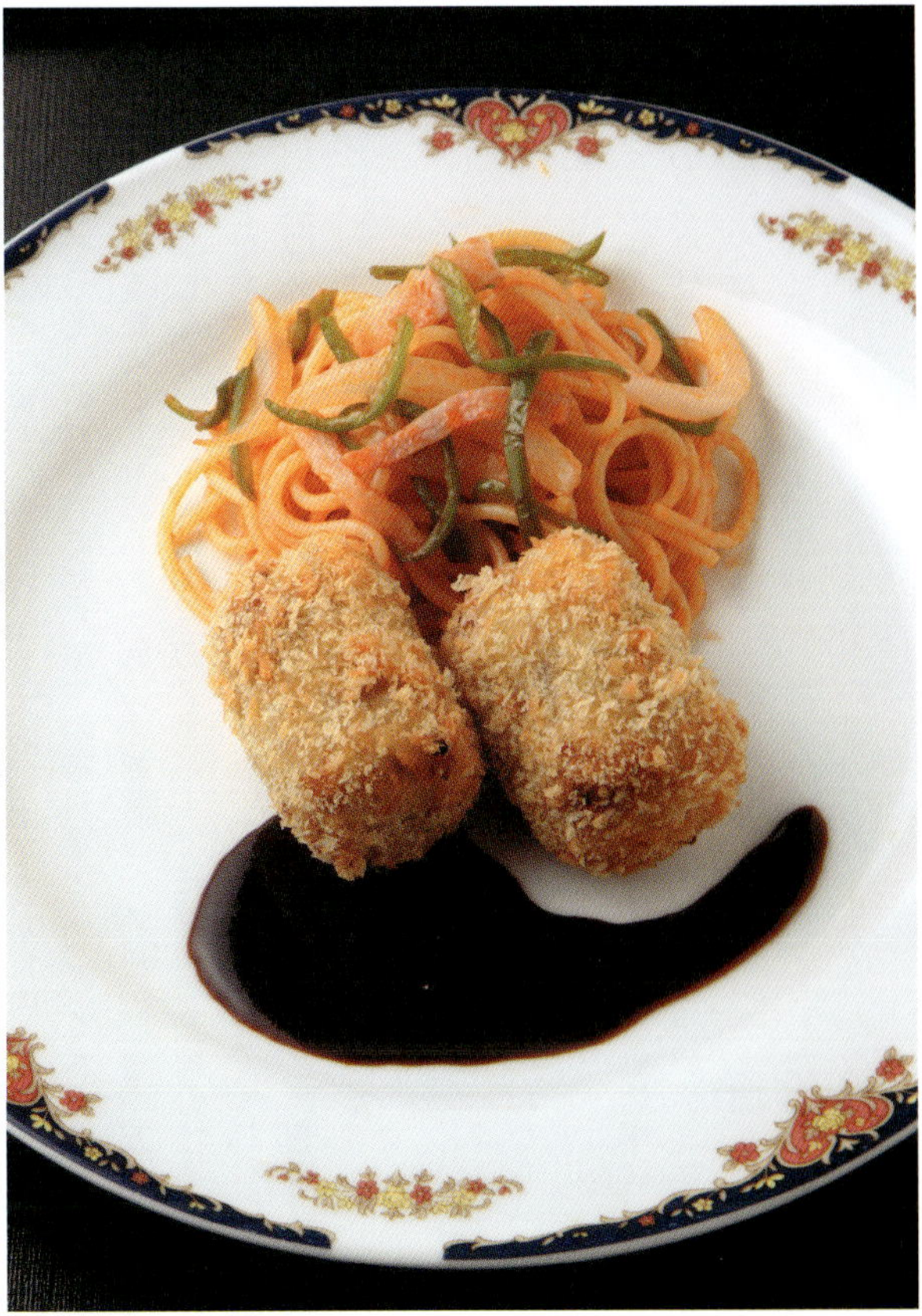

喫茶店や定食屋で覚えたハイカラ洋食。どこか懐かしい味に仕上げられたパスタやコロッケを「昔はこういうのがご馳走だったんですよね」と、竹内さんがゆっくりと味わっていた。

福岡の炭鉱町で育ち、集団就職で大阪に出てきた竹内さん。「安くて旨いもの」に目がないそうで、取材中もうどん屋や中華料理店などたくさんのお勧めの店を教えてくれた。職を転々としながらも大阪に根を張り、休日は読書や友人との山登り、川釣りなどを楽しんだ。入院前は十三《じゅうそう》のスーパーで駐輪場の整理の仕事をしていて、顔見知りのおばちゃんに話しかけられては、「いつまでも放してくれないのに困った」そうだ。病院スタッフにいつもはきはきと「ありがとう!」と声を掛ける竹内さんは、確かにいつまでも話していたくなる話題豊富な優しい方だった。

じゃが芋だけのシンプルなコロッケって、いいでしょ。あとね、料理の添え物についていたようなイタリアンスパゲティ。僕は高級な料理じゃなくて、そんなちょっと懐かしいような安くて旨いものが好きなんです。

25くらいの頃にね、大阪の京橋で働いていたら、ある日、出勤途中にコロッケ定食の店ができているのを見つけたんです。メニューは、シンプルなじゃが芋コロッケとクリームコロッケの2種類だけ。面白いでしょ。この病院で何が食べたいかと聞かれたとき、そこでよくコロッケを食べてたことを急に思い出したんです。カリッとした衣でほくほくに揚げられたコロッケに、キャベツがたっぷり添えられていて美味しかったなあ。昭和40年代の半ばくらいかな。京橋は水商売の店が多くて、キャバレーが何軒もあってね。安くて旨い食べ物屋さんがたくさんありましたよ。

僕は昭和19年に滋賀で生まれました。時代もあったのか、あまりに貧しくて地元では働き口がないので、父が炭鉱町で仕事を探そうと思ったのかな。家族で引っ越して、育ったのは福岡の飯塚です。飯塚のある筑豊といえば日本一の産炭地で、当時は街に人があふれて、筑豊本線の列車が走っていてね。だけど、家のすぐ近くには山があって川が流れていて、釣りをしたりして楽しかったなあ。炭鉱町というとイメージしにくいけど、自然のきれいないい田舎でしたよ。

小学校は1学級50人ほどいて、そのうちの10人は弁当を持ってこられない。うちは兄弟姉妹が多くて貧乏で、弁当は3日に1度。母親の弁当で覚えているのは、焼いて細く裂いたするめいかのおかず。後は梅干しだけで質素なおかずでしたね。

厨房で覚えたハイカラなイタリアンスパゲティ

中学卒業後に大阪に出て、最初に働いたのは工業製品の部品を造る工場でした。何十時間もかけて大きな鋼《はがね》を切る仕事。同郷の友達も多くて親元を離れた寂しさはなかったです。それより、大阪は都会だから華やかで楽しかったなあ。それからは工場、喫茶店、警備員などいろんな職に就きました。尼崎の住友鉄鋼では、クレーン操作の資格を取って15年ほど働いたり。結婚は1度しましたがうまくいかなくて。子どもはいません。

20歳の頃だから昭和40年くらいに、心斎橋筋商店街にあるプランタンという喫茶店で2年ほど働いていました。え、閉店したんですか。もったいないなあ。

当時は大阪でも一番の高級な喫茶店で、店は吹き抜けでらせん階段を上ると、2階はバルコニーみたいになってる。壁には名の知れた画家の描いた絵が飾られて、すごく上品なお店です。ホールの女の子は容姿で選ばれるので、そこで働くことがステイタスなんです。社員旅行は年に6回もあるんですよ。すごいでしょ。それも和歌山の白浜のきちんとした旅館だったり。社長が良いものを見せるという方針でね。まかないもちゃんと美味しいご飯を出してくれて、勤務時間は定時。とてもいい職場でした。思い出すのがビフカツ。高級な店なのでビフカツの端を切り落として客に出すので、調理担当の先輩がその端を僕にくれるんです。もうそれがめちゃくちゃ旨いんですよ。

昔の喫茶店では、湯がいたパスタを水に浸けて一晩冷蔵庫で寝かせてから料理していたんです。驚くでしょ。それがまた旨かったなあ。

その頃、兄や姉も福岡から関西に出ていたので、姉の家に遊びに行ったりしていましたが、

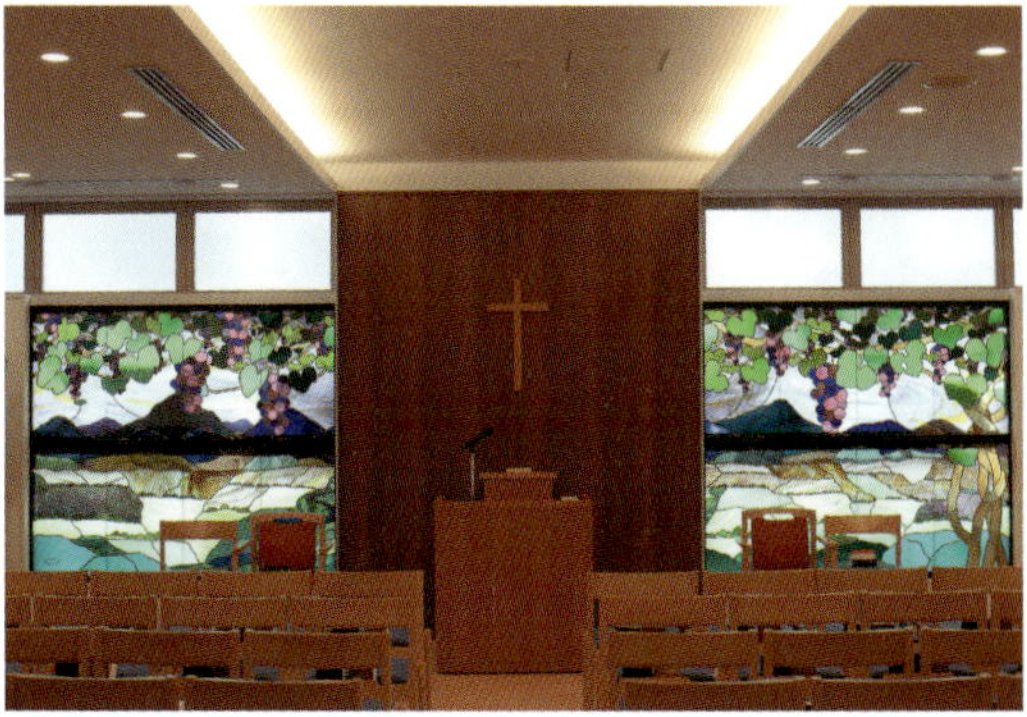

1階のチャペル。ステンドグラスから射し込む光が柔らかく優しい。

子どもたちにイタリアンスパゲティを作ってあげたことがあるんです。玉葱、ハム、ピーマンも入れたかな。誰もパスタなんてまだ見たこともないし、びっくりしてね。子どもも「お母さん、これまた作って！」と喜んでくれて、姉にレシピを教えた覚えがあります。懐かしいなあ。

今も昔もやっぱり「食い道楽」

20代の頃、当時の職場の先輩にナンバ一番という音楽喫茶のような、今でいうライブハウスに連れて行ってもらったんです。道頓堀のかに道楽の前。洋楽の歌手の登竜門みたいなところで、『ルイジアナ・ママ』を唄った飯田久彦とか、そこから全国で有名になった歌手もたくさんいますよ。土曜の夜になると、仲間とそこで音楽を聴くのが楽しみでね。ここには持ってきてないけど、アパートには１０００枚ほどＣＤが並んでます。一番好きなのは昔からローリング・ストーンズ。けっこうハードなんですよ（笑）。

お酒は量を飲めるように、ウイスキーならミルクコーヒーで割ったり。そんなむちゃな飲み方もしたのでこんな病気になったんでしょうね。

あとね、趣味はと聞かれたら、山登りと川釣りなんです。子どもの頃、田舎で川釣りをしてたでしょ。このあたりだと能勢の上流や猪名川でニジマスを釣ります。釣りは食い気より魚がかかる瞬間が醍醐味だから、魚はリリースしますよ。山登りは武奈ヶ岳とかね。滋賀と京都の県境にある標高１２００メートルほどの山で、秋はブナ林の紅葉が見事で湿原もあってね。早朝から登ると、頂上に着く頃に「天空の城」のような雲海が広がるときがあって、本当にきれいですよ。若い頃に都会に出てきて街の生活も好きだけど、やっぱり自然はいいですね。意外でしょ。家庭は持ってないけど、釣りや山登りの友達はたくさんいましたね。

若い頃から、安くて旨い店があると聞くとつい足が向きます。車やモノを買うのには興味がなくて、まさに食い道楽で痛風持ち。旨い居酒屋で新鮮な鯖《さば》の刺身や鯨ベーコンにたっぷり醤油をかけて食べたりね。ここの食事もいろいろ選べるから、次は何にしようかなと楽しみですよ。今度は何がいいかな。塩と胡椒だけのシンプルな鶏の唐揚げとか、ごま塩を振った赤飯やどて焼き。僕は九州出身なので長崎ちゃんぽんなんかも懐かしいなあと思い浮かんだりね。何を食べてもいいと言われても、ステーキやすき焼きじゃなくて、思いつくのはそういうものばっかりですよ（笑）。

リクエスト◉何より大好きなお鮨

「母娘みたいに仲のいい姪と、
お鮨もよう食べに行ったよ。
美味しいものを食べたら、
それだけで幸せになるやんか」

西村恵美子さん（74歳・肝臓がん）

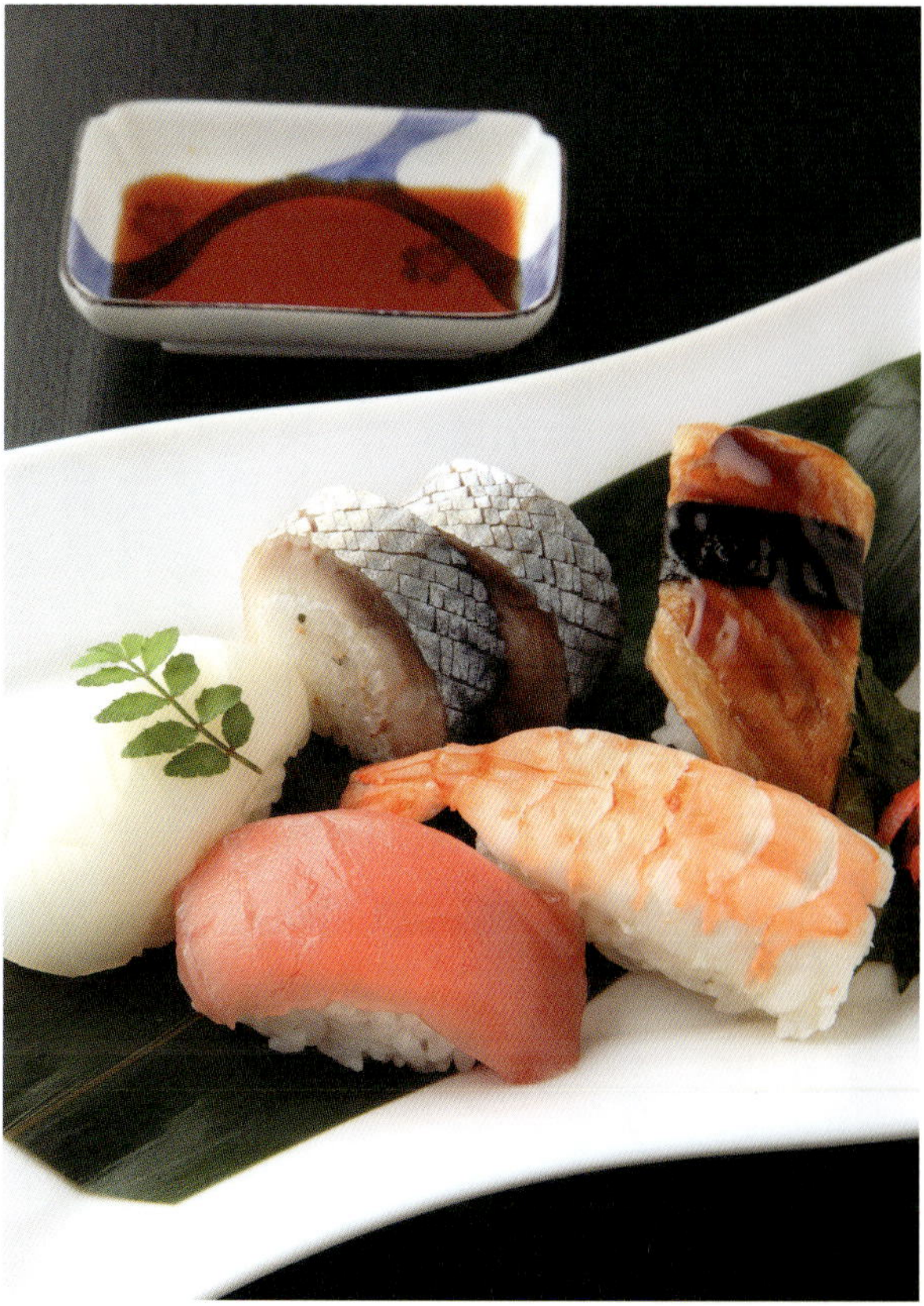

一口で食べられるように少し小ぶりに握られた鮨。〆た鯖も調理師による自家製、表面に丁寧に入れられた包丁にも食べやすさへの気配りが見える。食べ歩きが好きだった西村さんには、お店で出すようにバラン（笹の葉）を敷いて。

お好み焼き屋を営む母のもと、6人の兄弟姉妹の下から2番目として家族みんなから可愛がられて育った西村さん。早くに夫を亡くして苦労した母の介護が必要になると、会社勤めを辞めて家に入り、家族を支えてきたそうだ。楽しみは食べ歩き。取材中、時折差し込むらしい痛みに顔をしかめながらも、リズミカルな大阪弁でサービス精神いっぱいに語られる話に耳を傾けていると、西村さんの手料理を食べてきたご家族が羨ましくなった。長く食卓を共にしたという姪のマサさんがときどき話に入ってくれた。

子どものときから好き嫌いが多くて肉は食べられへん。牛も鶏も豚もだめ。レバーなんか絶対にあかん。そやから若い頃から貧血で、何度も輸血してもらってる。代わりに野菜や魚は大好きで、特に海鮮には目がないねん。お友達とお鮨やら美味しいものをしょっちゅう食べに行ってたわ。梅田に伊勢海老料理を出す「中納言」って店があるやろ、3カ月に1回、病院の帰りに姪っ子と必ず寄るねん。そら美味しいでえ。

昔、お母さんがやってたお好み焼き屋は角地にあって、人通りも多いからよく流行《はや》ってたよ。うちもお好み焼きをぱぱっと作って食べるけど、市販のお好み焼き粉なんか使わへん。お母さんと同じようにメリケン粉に炭酸とミョウバンをちょっと落として生地を作るねん。

その方が美味しい。

学校を卒業してから勤めに出てたけど、お母さんが体を悪くして、兄弟の誰かが面倒を見るってことになってん。うちは会社を辞めて、隣に住んでる姉とお母さんの世話をしてたわ。娘は遠慮いらんやろ、お母さんにはそら一番ええわ。寝たきりではないけど、トイレやお風呂を助けたりな。91歳まで生きたので、35年ほどずっとそばにいたかな。無理にそうしたというのでもなく、自然とそうなったという感じやで。

お母さんの最期はな、冬のよく冷える時期やった。寒い寒いと震えるので、うちが抱きかかえて、「こんでええか、こんでええか」と体をさすったら、「ありがとう、ありがとう」って息を引き取ってね。幸せやったん違うかな。

そのあとは、兄や姉が「えみちゃんの好きにしたらええ」と言ってくれて、今まで気ままにさせてもらってな。みんな優しいわ。

隣に住んでる姉家族とは、食事は一緒に食べてた。独り者といっても、ずっと大家族で賑やかなもんやわ。家族の料理はうちが作ってな。そんなん苦になったこと一回もないわ。お魚は何でも料理するし、冷蔵庫の野菜を炒めたり大根を炊いたりきんぴらを作ったり、あり合わせの材料で何でも作る。料理するのは楽しいやん。出来合いの総菜なんか買ったことないで。

姉は早くに亡くなったので、姉の子は姪といっても自分の娘みたいなもんやねん。今は結婚して滋賀で暮らしてるけど、病院にもよく顔を出してくれる。

えっ、あの子にも話を聞いたん？　うちのそうめんのつゆが美味しいって？　本人にはそんなこと言わへんけどなあ。ふーん。

乾燥した小海老を水に浸けたらええ出汁が出るやろ。そうめんつゆは、それと椎茸で出汁を取るねん。近所の人も一緒に食べられるように、つゆはいつも多めに作る。姪っ子の家にお姑さんが来ることになって、ご飯は何したらいいと相談されたときがあってん。暑い季節やしそうめんがええよと、つゆを作って大きな瓶に入れてな、ひじきの炊いたのも一緒に持たせたわ。年寄りにひじきの嫌いな人はいないやろ。あとは、鮭を焼いてほぐして、炊きたてのご飯に混ぜる鮭ご飯を勧めてん。焼いて細く切った錦糸卵と海苔を散らしたら、それで十分ご馳走に見えるやん。

滋賀の姪の家に行くと、子どもが寄ってきて「お母さんにきんぴら教えてや」とうちに言うねん。えみこのきんぴらが美味《うま》しいからって（笑）。姪の味は、うちの味と一緒。高野豆腐なんかも上手に炊くし料理も上手いことするよ。気性もよく似てて、あっさりした子やな。ときどき親子に間違えられるねん。

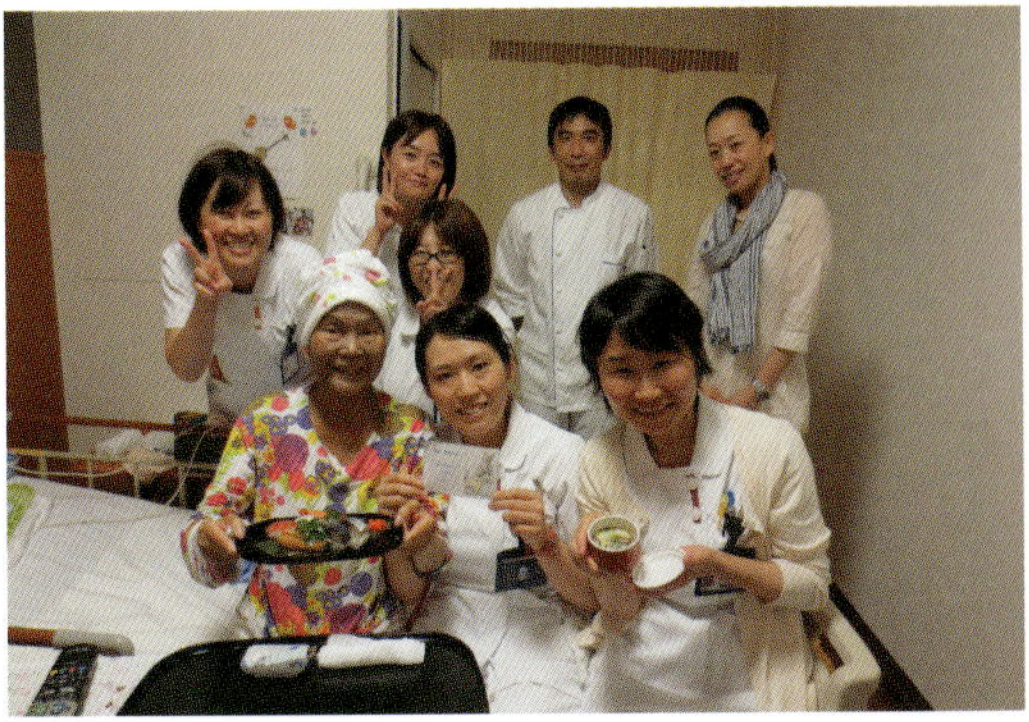

リクエスト食のお鮨を囲んで、病室に笑顔があふれる。後列右端は筆者。

「余命3カ月」でも食べられる嬉しさ

病気がわかったのは去年の12月。自覚症状なんてまったくなかったわ。兄弟姉妹が全員揃って病院に寄ってくれたから、ああこれはもうあかんねんなあとわかってね。これ以上心配かけられへんと思って、「いつまで生きられるんですか」とうちから先生に聞いた。早くて3カ月。遅くて4カ月と言われたわ。

前の病院でのことやけど、お正月は年末から2日まで帰宅させてもらえて、その間に身の回りのものを箪笥《たんす》ひとつにまとめたわ。これまでに何人も見送ってきたから仕方はわかるし、残った人間を狼狽《うろた》えさせたらあかんやんか。洋服や着物も整理して、葬儀に使う写真はこれ、草履と数珠はこれを使ってとまとめておいて、後のことは全部家族にもう伝えてある。だから何も心配ないねん。

うちは食べるのが命。食べたいもん食べられなかったら生きた楽しみないやんか。ベッドに寝て天井を眺めてると、「こないして死ぬの待ってるだけなら死んだ方がましや」って考えるやろ。一か八かでいいから、できることやって欲しいと前の病院の先生に頼んで、胃を広げる管を入れてもらったら、またこうして食べられるようになってん。

この病院に入ることになって、先生から何でも食べていいと言われたとき、「あとは、ことん、やな」と思ったわ。でも悔いはない。やれることはやったし納得がいってる。好きなお鮨をこうしてまた食べられるなんか、嬉しいやんか。家に帰ったときに2つ下の弟は料理まで作ってくれるねん。あの子もなかなかええ味してる。同級生3人ともあちこち食べ歩いたわ。先月は具合悪くて行かれへんかったけどなあ。

料理は作る人によって微妙に味が変わるやろ。ここのおつゆの味も、料理人が変わる日があるのかちょっと変わるねん。そこまで味にこだわってるってことやろ。盛りつけも少しずつ凝ってるわ。うちはようけ食べ歩いてるから見たらわかる。入院する前に、ここの副院長の池永先生が「食事は美味しくなかったら栄養にならない。だからうちの病院は料理にこだわってます」って言ってはった。入院して初めての朝にお味噌汁を飲んだとき、「ああ、ええ味してるなあ」と納得したわ。

姪っ子が、「えみちゃん、顔の黒いの取れてきた」って言ってたわ。今朝はあの子がきれいに化粧もしてくれてん。美味しいもん食べられて、家族も優しくしてくれる。ここは看護師さんもみんないつも冗談言ってくれるから楽しいやろ。なんでも塩梅《あんばい》してくれるから得やわ。

うちの性格があっさりしてる？　そうやなあ、気取ったり見栄張ったり人にいけずせんとな、好きなもんは好き、嫌いなもんは嫌いで自然体に生きたらええやんか。うちはそう思うわ。

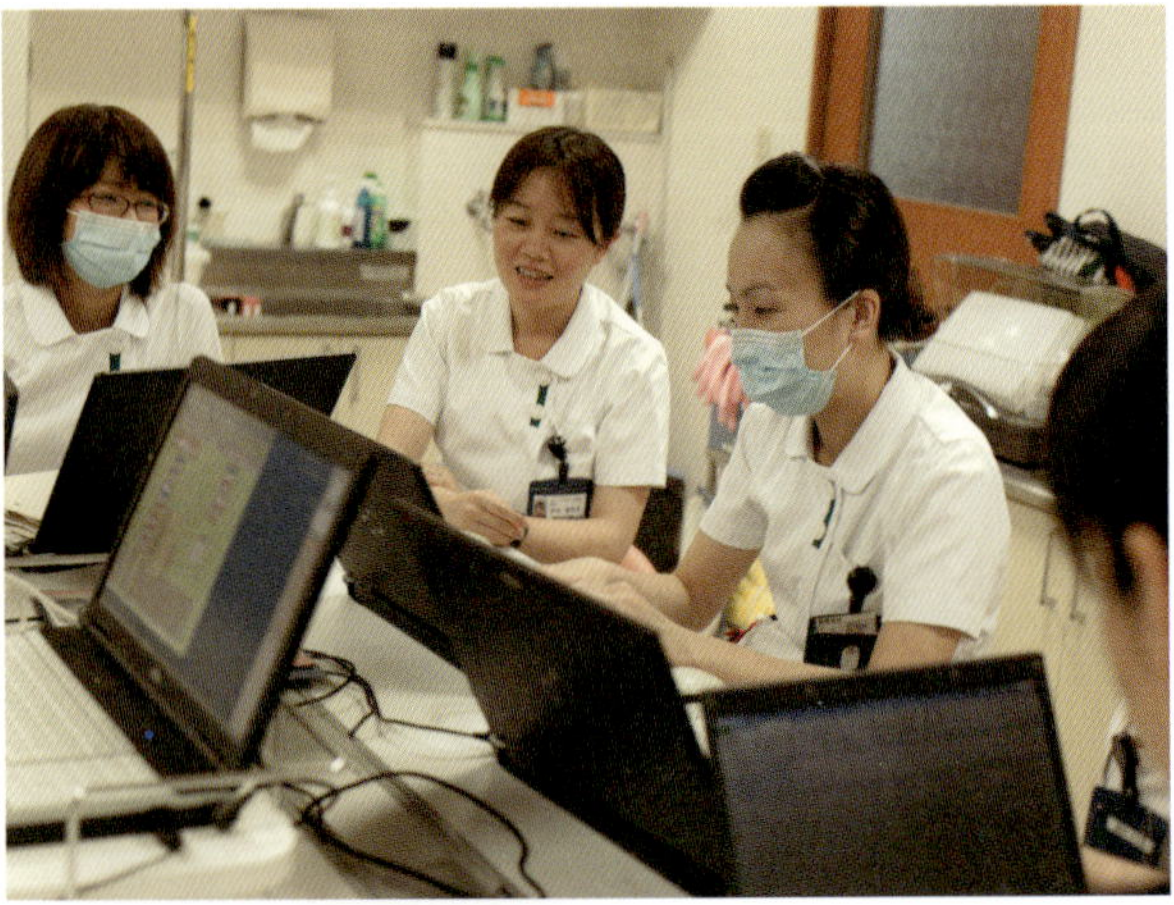

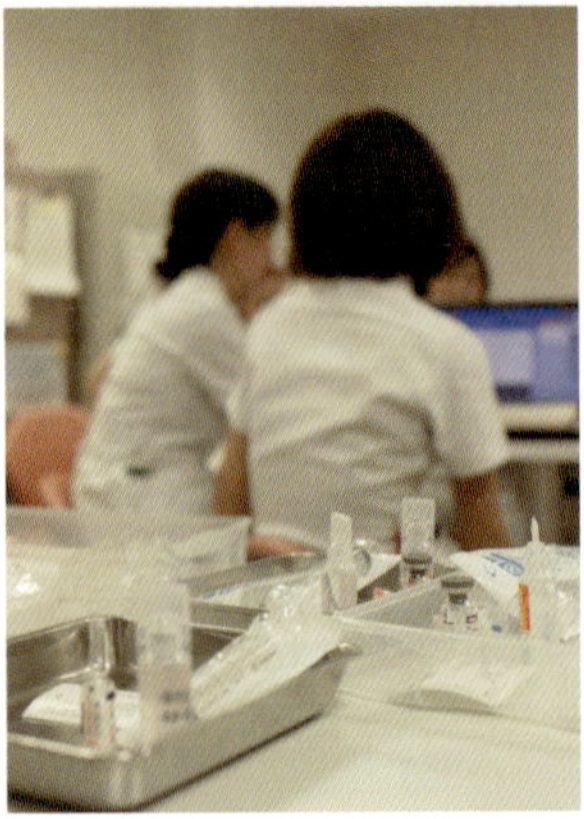

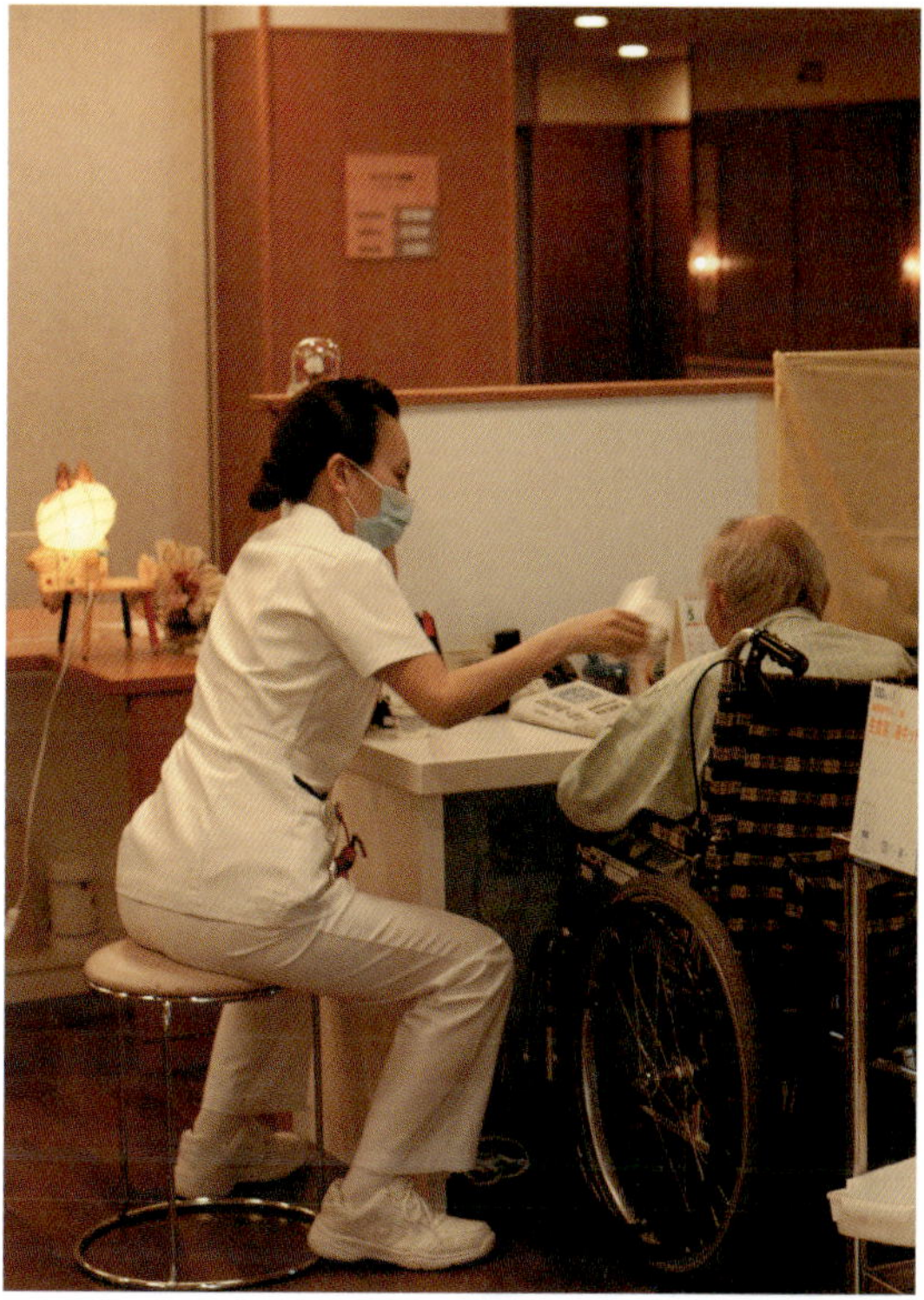

病室から出て、看護師さんとのお喋りを楽しみながら新聞を読む方など、患者さんはそれぞれが家にいるように寛いで過ごしている。

リクエスト食を支える人たち 1 大谷幸子さん（管理栄養士）

心のケアとなる病院の「食」

「ホスピスの患者さんは、今日食べられても明日食べられないかもしれない。私は身をもってそれを知っています」

淀川キリスト教病院ホスピス・こどもホスピス病院で、リクエスト食をはじめとした食を通したケア全般をプロデュースするのが管理栄養士の大谷幸子さんだ。終末期の食のケアに強い思いを持つ大谷さんが、個人的な苦い体験を話してくれた。

就職して以来、病院の管理栄養士として臨床の現場で患者さんをケアしてきた大谷さんは、国立の大学病院では日本初となるNST（Nutrition Support Team：栄養サポートチーム、入院患者に最良の栄養療法を提供するために医師、看護師、管理栄養士、薬剤師など職種を越えて構成された医療チーム。入院患者の栄養状態を評価し、適切な栄養療法を実施する）を、地元の金沢大学附属病院で確立した経歴を持つ、病棟管理栄養士のパイオニア的存在で病院食のエキスパートだ。

長らく地元金沢の病院で奮闘し、大学の教壇に立って後輩の育成に力を注いだこともあったが、強いオファーを受けて東京大学医学部附属病院に単身赴任することになった。その赴任中に、金沢で暮らすご主人の肝臓がんが発覚。しかし、すでにがんの進行は末期で治療のすべはなく、入院してひと月あまりで他界することになったそうだ。

休日の楽しみはご夫婦揃っての食べ歩き。食べることが何よりも好きだったご主人だが、腹水が溜《た》まり、好物だった果物すらジュースにして数滴しか口にできない状態だった。東京から金沢に戻り、側で寄り添っていた大谷さんはそのときにご主人に食べさせられなかったことについて言葉にできない思いがある。だからこそ、ホスピスの患者さんが食べられる状態のときに、可能な限り希望を叶《かな》えたいと強く願っている。リクエスト食は、そのひとつの形なのかもしれない。

リクエスト食はこのホスピスの前身である院内病棟型ホスピス時代に「イベント食」として発案され、毎月実施されていたそうだ。しかし在院期間が約3週間のホスピスで月に1度の実施では、機会の巡らない患者さんも出てくる。そのことを憂慮した大谷さんは、このホスピスが独立型ホスピスとして開院したのをきっかけに、毎週ご家族が集まりやすい土曜日に行うという今の形をつくったそうだ。

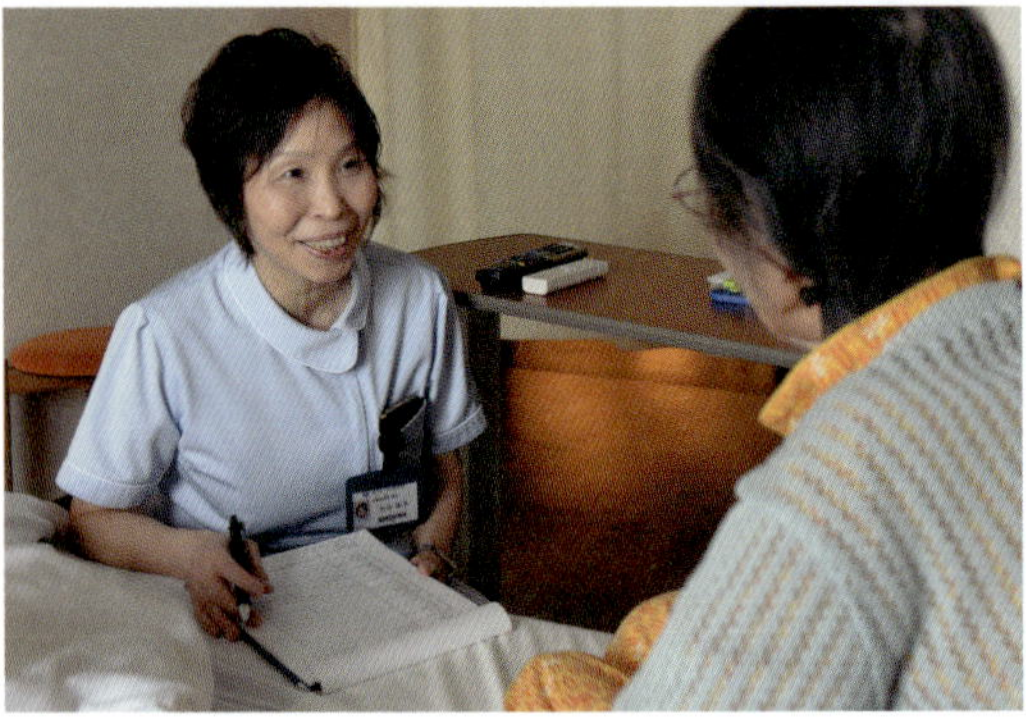

メニューの聞き取りをする大谷さん。丁寧に言外の意も汲み取っていく。

「食べたい料理を出す」というリクエスト食だが、そうはいっても末期のがん患者のなかには流動食しか食べられない人もいるだろう。そういう人はどうなるかと訊《き》いてみた。すると大谷さんが、ある患者さんのエピソードを話してくれた。

「薄く叩いた牛肉をカツにして、ソースはとんかつ用とウスターソースの2種類で出して欲しいというリクエストを受けたことがありました。でも、その方は強い牛肉アレルギーを持っていたんです。気持ちの上ではどんな希望も受けたいけれど、安全でないものはお出しできません。どうしたものかと思案していると、その患者さんが問わず語りを始めたんです。牛肉アレルギーは小学生のときに出たもので、それまでは好きでよく食べていたこと。お母さんが仕事に出かける日は、子どもたちのためにお弁当を作っておいてくれて、そのおかずに牛肉のカツがよく入っていたのだと。話しながらもしみじみ懐かしく思い出している様子で、食べてはダメなことは自分でもわかっている。見たいだけなんだとおっしゃる。患者さんは、食事を口だけではなく心でもされます。そこに寄り添うことが大切なんですよね」

残念ながら入院患者の全員が食べられる状態ではない。ただ、食べたいという意思がある方の思いは大切にしている。「それにはいくらでも方法がありますよ」と大谷さんは力強くにっこりと笑った。

大谷さんが食を通してのケアでもっとも大切にしているのは、患者さんとのコミュニケーションだという。リクエスト食では、患者さんから栄養士を通して調理師に希望献立が出され、それを受けた調理師が患者さんの思いを汲んで料理を提供するという、病院から患者さんへの一方通行ではない双方向のコミュニケーションが生まれる。そのことでもまた、作り手のあたたかい気配を感じる、自分だけの特別な食事になるのだという。

また、このホスピスでは普段の食事も6種類から選べる選択式を採っていて、リクエスト食以外にも週2回の聞き取りがあるため、栄養士は少なくとも週に3度は患者さんのベッドサイドを訪れる機会を持っている。頻繁に顔を合わせ食の会話がはずむことで、看護師と患者さんとはまた異なるコミュニケーションが生まれる。

現在、医療法では栄養士・管理栄養士の配置規定が100床以上に1人と定められている。とうていそれでは患者さんの個別の細やかなケアまで手が回らない。長年現場を目にしてきた大谷さんは、患者数に対してもっと栄養士の比率が高い「一病棟に一栄養士」の必要性を訴えている。

「このホスピスはとても恵まれていて、それが実現しています。患者さんにとって食事は、単なる栄養補給でも《味の表現》でもありません。医師や看護師とは異なる形で私たちもまた心のケアの一端を担っています。心が元気にならなければ体はついてこない。それには食はとても大切です」

こうした食へのこだわりは、前述した普段の選択メニューの豊富さにも表れている。ある女性の患者さんが少し得意げに見せてくれた6種類の選択式献立表には、牛丼にハンバーガー、スパゲティにオムライス、天ぷら付きのざるそばに海鮮焼きそば、サンドイッチにホットケーキといった軽食などなど、私たちが普段の食卓や外食で食べているようなメニューがずらりと並んでいた。

最近では選択制を取り入れている病院は少なくないが、こんなに多種類から選択でき、ここまでバラエティに富んだ献立構成はまだそうはないだろう。

「患者さんが、もし街の食堂に入ったならどんなものが食べたいかと想像した献立なんです。

うまく選べば1週間毎食違うメニューが楽しめますよ。選択メニューが多いのは、食べることがしんどくなってきた患者さんでも、自分の意思で選んだものなら少しは食べてみようという気になるかもしれないからです。選ぶことが負担になる方にはこちらにお任せの献立を用意しています」

でもここまで食の幅が広いなら、リクエスト食まで必要あるのだろうか。思わずそんな疑問を口にすると、大谷さんは首を横に振った。

「選択食でも楽しみは十分かもしれません。でも、結局はこちらが提示した献立を選ぶことになります。そうではなくて、患者さん自身が思い出してそのとき食べたいと思った料理をお出ししたい。食事の記憶って楽しい思い出が含まれますよね。ご自分がリクエストした料理を食べることで、患者さん一人ひとりが持つ楽しい記憶を引き出すきっかけになるのではないでしょうか」

大谷さんが何十人にも食の聞き取りをして、実感したことがある。

「食事の記憶は、患者さんには映像として浮かんでいるような気がするんです。死を意識したとき、人には人生が走馬灯のように思い出されるといいますが、美味しいご飯はきっと幸せな記憶を呼び起こしてくれますよね。一瞬でもその幸せな風景に浸れるような時間が患者さんに訪れたらいいなといつも感じています」

リクエスト◉子どもの頃から好物の秋刀魚《さんま》の塩焼き

「考えてみれば、
魚屋の娘に生まれて
焼肉屋になったんやね。
不思議やね（笑）」

松村ミヨ子さん（80歳・大腸がん）

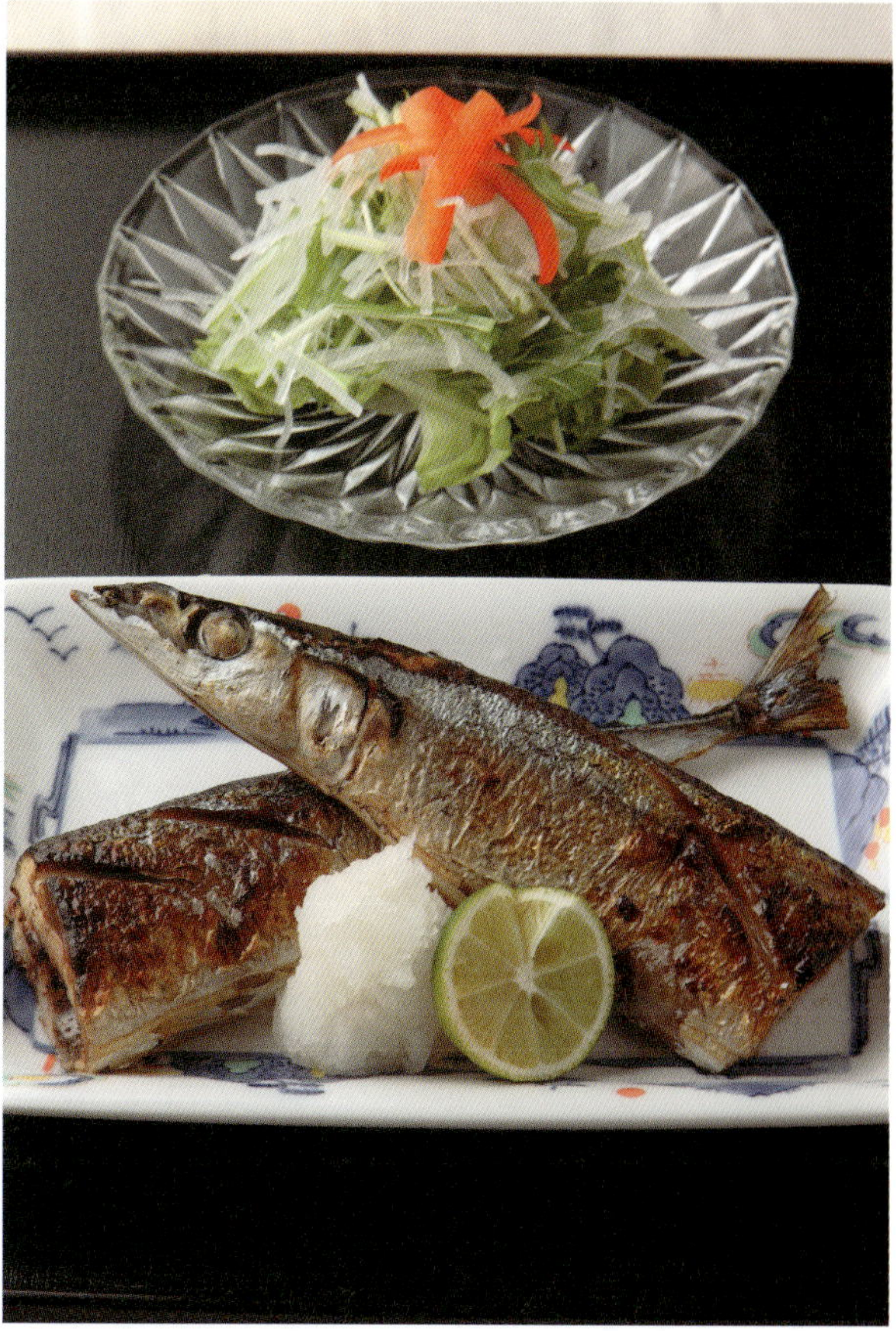

脂のよくのった焼き秋刀魚をすっかり完食。飲食店を営んでいた松村さんが、ここに入院して出てきた食事を口にして、その鮮度に驚いたという生野菜のサラダも一緒に。

ベッド横に小上がりのような座敷が併設された松村さんの病室に入ると、いつもお花のような良い香りに包まれた。5人のお子さんのうちの3姉妹に付き添われ、娘さんらしい細やかな心配りが感じられる部屋の中で、リラックスした雰囲気であれこれと話してくださった。商売を営まれていた松村さんは、明快な口調でさっぱりした空気感が印象的。「こんなによくしてもらって」と、娘さんをはじめ周りの人への感謝の言葉を何度も口にされる様子からも、人付き合いを大切にされてきた律儀なお人柄が伝わってきた。

終戦時は小学6年生だったかな。子どもの頃はとにかく食べるものがなかったね。家は吹田の片山にあって、周りは田んぼや畑ばかり。学校から帰るとイナゴを捕りに行って、それをご飯のおかずにするんです。実父は私が6歳のときに亡くなって、後に再婚したといっても、あの時代にね、子どもを6~7人抱えて母は若くして苦労してるわね。私は4番目。あの頃はみんなそうだけど、空襲警報が鳴ったら逃げないといけないし、家の用事もしなあかん。勉強どころじゃなかったわ。

学校を卒業すると、大阪の堂島にある歯科医院に勤めながら、邦文タイプライターの養成所に通いました。戦争が終わってまだ4年ほどでしょう。歯科の先生と駅に帰る道すがら、目に入るのは梅田界隈《かいわい》の焼け野原でね。表通りに大きなビルが残っていても、一本裏に入ると空襲でほとんどが燃えてるから、焼け跡にトタン屋根のバラックのような店がごちゃっと建っていて。いちばん辛いときを見てるわね。それでも復興が少しずつ進んでいくし、梅田は都会だから楽しかったよ。タイプライターの仕事を続けたかったけど、家の事情で親戚がやっているウエス（機械類の整備に用いる布）の製造工場を手伝いに行くようになったんです。それが旦那さんとの縁結びになったわけね。タイプを続けてたら、別の人生やったんかな（笑）。

旦那さんがそのウエスの工場で働いていたんです。穏やかで優しい性格でね。人に嫌われることがほとんどない人でした。夫としても満点でしたよ。付き合って10カ月ほど経った頃、19歳で一緒になり、翌年には長男が生まれました。

旦那さんは生まれが韓国で、最初は親に反対されたんです。でも、所帯を持つようになって、時間が経つと、みんなも情がうつるというのか、とにかく気のいい人だとわかってくるでしょう。あとになって、案外良かったとみんなが褒めてくれたわ。旦那さんは21年前に肝臓がんでね。5人の子どもは大きな怪我も病気もなく育ってくれて、今は孫が12人でひ孫が10人います。こうしてみながようしてくれるのでありがたいね。本当に幸せですよ。

子どもの頃から好物の秋刀魚の塩焼き

結婚してしばらくして、旦那さんがウエスの商売で独立したんです。子育てをしながら私も商売を手伝って、あの頃は忙しかったなあ。私が45の頃に、今度は焼肉屋を始めることになりました。2人とも飲食業は初めてだったけど、旦那さんの身内が仕入れから商売のやり方などを親切に教えてくれて。試行錯誤しながら、素材にも味付けにもこだわって店をやってるうちに、地元のお客さんがたくさんついてくださってね。駅に近いのも良かったね。ご縁が広がって、おかげで忙しい毎日でしたよ。

うちはずっと商売をしていたので、家のことは子どもたちが手伝ってくれていましたね。ウエスのときは家が職場なので、ミシンを走らせてる横に、子どもが「今日は何する？」と聞きに来て、市場に買い物に行っておかずをこしらえてくれるんです。焼肉屋は最初は2軒やっていて、どちらの店も家とは別の場所だから、普段はどうしても子どもたちと一緒に晩ご飯を食べられないでしょ。だから、店が休みの日は焼肉やすき焼きをみんな揃って囲むことが多かったですね。

うちの旦那さんは手先が器用な人でね。竹で編み細工を作ったり、お正月には自分で作っ

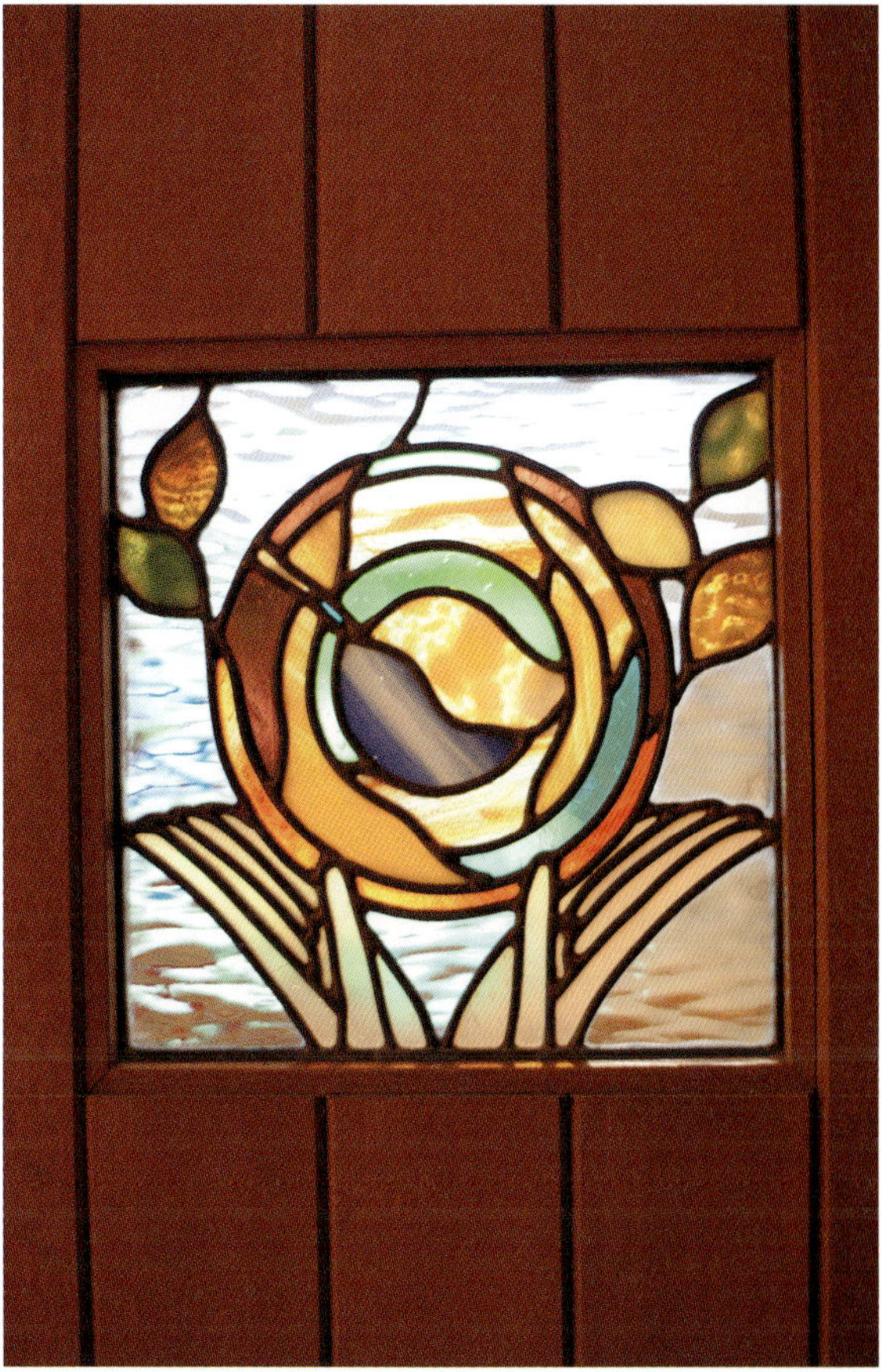

切り株を手で支えていると新しい芽が出てくるという意味のステンドグラス。一つひとつに祈りが込められている。

た凧《たこ》を子どもたちと堤防に揚げに行ってたわ。料理も上手で、テールのスープなんかも評判が良かった。子どもたちもみんなお父さんが大好きでね。旦那さんと私は仲が良いんかな。ずっと一緒でしょ。パチンコに一緒に行ったりね。喧嘩もしたことはないです。2人とも好き嫌いはなくて、食の好みもよく似てました。

焼肉屋をしてる割に2人とも魚も好きで、子どもたちは肉を食べても自分たちは魚を食べたり。私一人になってからも、ぱぱっと魚を焼いて食べていましたよ。今の時期は秋刀魚が美味しいでしょ。それで先週は、リクエスト食で秋刀魚の塩焼きを頼んだんです。美味しかったわあ。脂がちょうどいい感じにのっていて、全部きれいに食べられました。

私が6つのときに亡くなったお父さんは魚屋だったんです。消防署に勤めながらの兼業でね。まだ小さかったからよくは覚えていないけど、その時分からやっぱり魚はよく食べてたんでしょうね。うちの娘がまだ小さい頃に、うちに魚屋さんが魚を売りに来てたことを覚えてるんですよ。その魚を旦那さんがさばいておろして料理して。考えてみたら、私は魚屋の娘に生まれて、焼肉屋になったんやね（笑）。

前の病院ではお粥を4分の1も食べられるかどうかの状態でした。その上、あるときに食事を運ぶワゴンに虫が止まってるの見てしまったんです。見たらもうあかんね。食べる気もなくなって。ここはお皿をひとつずつラップして清潔で器も美味しそうでしょう。食べもの商売をしていたから、そういうのもやっぱり気になるんやね。食べられると気持ちが落ち着くし、自然と体もよくなってくる気がする。お見舞いに来はった方が、顔色がいいよって言うてくれたわ。

明日のリクエストは娘に任せたら、ステーキ頼んだよって。お肉は何カ月ぶりやろか。生のお野菜食べたら本当に美味しくて、商売していたからよくわかるけど、ここはいい素材を使ってる。お肉もきっと美味しいやろうねえ。

小さい頃からずっと働き詰めだったから、こんなにゆっくりさせてもらう日が来るなんて夢にも思ってなかったわ。さっきも娘たちが顔をマッサージしてくれてね、気持ち良かったわ。極楽。こんなにようしてくれて……。本当にありがたいね。

リクエスト◉故郷の海を思い出す鮨

「わしの好きなものを
嫁さんが作ってくれてたわ。
新鮮な魚を食べると、
故郷の海を思い出すね」

宮野弘文さん（仮名・71歳・直腸がん）

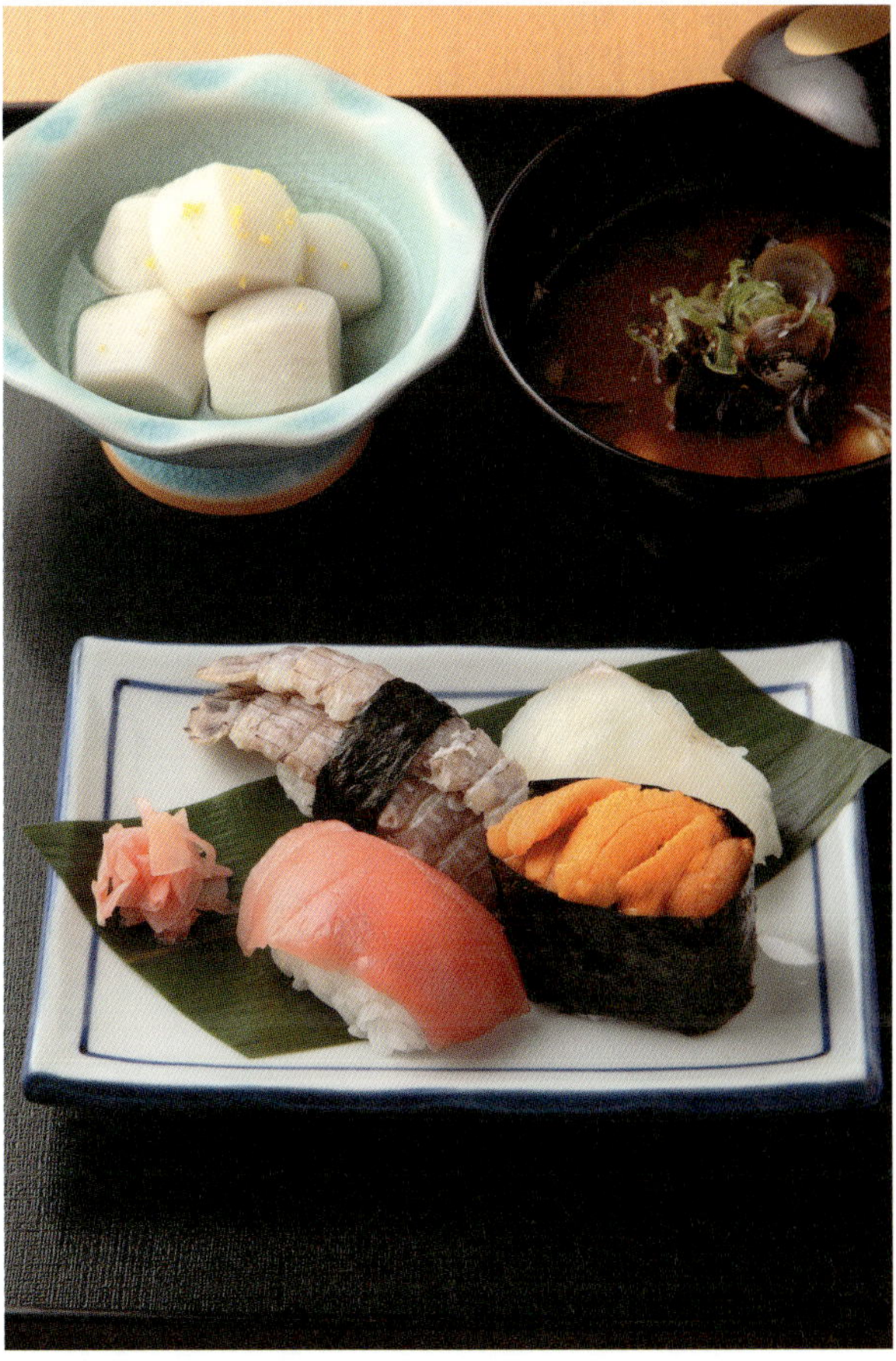

シャコ、イカ、マグロ、うにと好物だけを4カン。小芋の小鉢やしじみの味噌汁の入った塗りのお椀など、器にも食事を楽しんで欲しいという気持ちが込められている。

薬の作用で眠気が強い時間帯を避けての取材になったものの、質問を投げればいつも端的に答えてくださった宮野さん。ざっくばらんで開放的な人柄は、奥様と娘さんが「すごく友達が多い」と声を揃えたことでも納得。ご家族に同席いただくこともあったが、取材は苦手という奥様が不在の折に、何度か奥様への感謝の言葉を口にされていたのも印象的だった。「思春期の頃、母と喧嘩すると、父は私についてくれた」と話す娘さんに、「そやったかな」と素知らぬ体《てい》なのもなんだか宮野さんらしかった。

先週は鮨を頼みましてん。わしは魚が好きやからね。

出身は愛媛県の川之江。すぐ前には瀬戸内の穏やかな海が広がってる、漁師町とでも言うんかな。

やっぱり子どもの頃から魚は好きやね。生まれたのは昭和18年。戦後の苦しい時期やから食べるもんもなかなか手に入らへんし、親も苦労したやろうなあ。あこうや鯛なんかの高級魚もそこらではよく獲《と》れて、夏は穴子も旨い。祖母が仕出し屋をしていたのもあったのか、新鮮な魚を食べてた記憶がありますわ。

鰯《いわし》や鯵《あじ》なんかも旨いしね、秋刀魚を炙《あぶ》って食べたり。

鰻も美味しかったなあ。

中学を卒業すると、集団就職で大阪に出ました。時代が悪かったから、しゃあないね。大阪の西区にある紙の卸問屋の会社に勤めて、そのまま定年まで。

会社はよくしてくれたけど、最初は逃げて帰りたいと思ったことが何度もあったわ。まだ16やそこらやから、腹が減るのも辛くてね。夜中に布団の中でよく泣きました。でも同郷の人間が多くてすぐに打ち解けたのも良かったし、逆に大阪生まれの人間には対抗心を燃やして励みになったり。仲間には恵まれたね。

家内とは職場結婚ですわ。向こうがだいぶ後に事務員として入社してきて、顔を合わせるようになりましてん。結婚したのは昭和44年4月6日。働き始めて10年くらいの仕事にも慣れた頃、26歳くらいのときやね。

わしは4月29日生まれなんですが、何の日かわかります？

今は「昭和の日」になったけど、昔は天皇誕生日ですわ。

家内は3月生まれで前の皇后さんの誕生日と同じやねん。ただの偶然だけど、縁があったんかなあと思います。こんなん普段は言いませんけどね。家内と仲はええか悪いかというたら、良かったなあ。

なかなか子どもができなくて、もう無理かな、しゃーないな、と諦めていたら生まれてね。

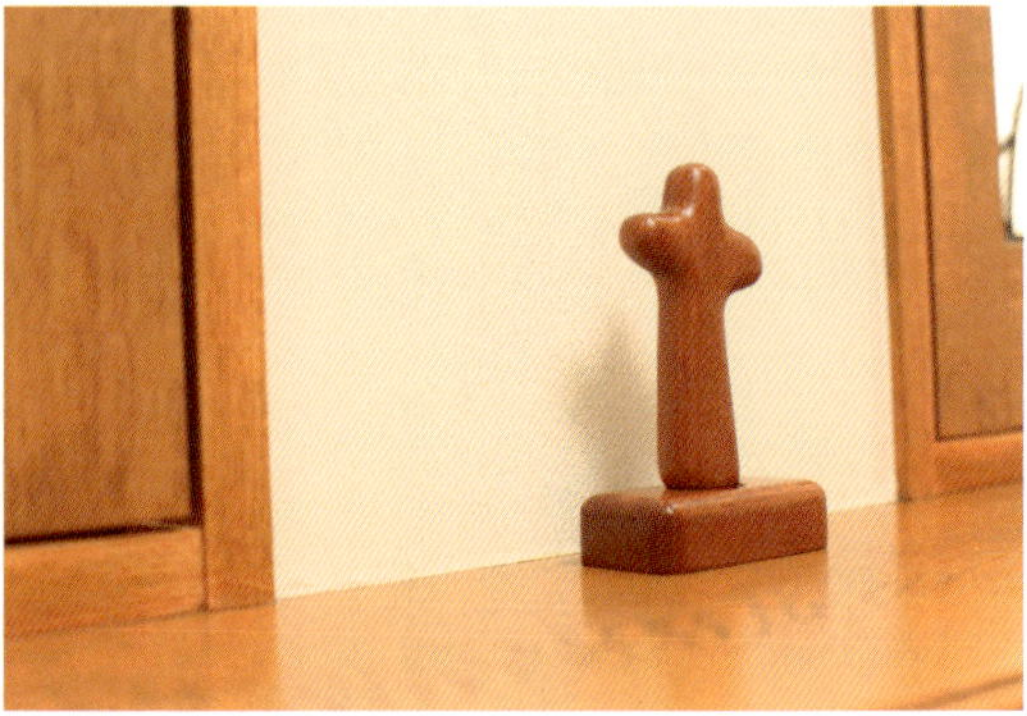

キリスト教の博愛精神が木のぬくもりに感じられる。

上は女で下は男の子、2人とも大きな病気もせんと元気に育ってくれました。何よりですわ。特に上の子はやっとの子どもだから、大事に大事に育てられたね。

お弁当屋さんの味付けが、家庭の味に

わしも子どもたちも好き嫌いはなくて、あれこれ言わんと家内が作ってくれるもんを食べました。ただ、家内は好き嫌いが多い。鶏の手羽を塩で焼いたのなんかビールにもよく合うし好物だけど、家内は鶏も嫌いでね。自分だけ他のおかずを作って食べてました。

家内は子育てしながらお弁当屋さんにパートに出ていて、そこで味付けなんかを覚えた料理もあったんかな。家のご飯は美味しかったよ。それは

良かったなあ。

休みの日ですか？

麻雀《マージャン》してたかな。会社の仲間じゃなしに、八百屋の大将やら仕事も年齢もばらばらだけど気の合うメンバーで。

40代の頃かな、みんなで麻雀旅行でもしようという話になったんです。1カ月3000円の会費を集めてみたら、1年ほどするとそれなりに貯まってた。安い宿だけど城崎《きのさき》温泉で麻雀して温泉に入って、そら楽しいですよ。それからは毎年恒例で。旅行なんか一緒にすると人の真意がわかるでしょ。それで信用というのか、この人は間違いないって思えるとよけいに仲良うなって。

そうですね、友達は多かったなあ。遊びのゴルフもよくやりました。また別の友達と。若い頃は借金もしたけどな（小声で）。

そうやね、子どもや家のことは家内に任せて、友達とばかり遊んでました。あんまりいい父親じゃなかったと思うわ。でも、いいパートナーがおったから良かったけどな。なんや、うちのおばはんやのに、「パートナー」なんか言うてしまってかっこわるい。でもほんまにな、感謝や。

え、うちの家内きれいでっか？　十人並みよりちょっと上かな（笑）。

新鮮な魚で育ったから、美味しい鮨はやっぱり最高

今日は土曜で仕事が休みだから、みんなが病院に来てくれて賑やかやね。息子は孫を連れてきてここで一緒にご飯を食べてから海遊館に遊びに行きましたわ。これは娘の孫。ほれ、年訊かれてるんやから、ちゃっちゃと前に出てきて「はい！　5歳！」って言わんかいな。ほにゃほにゃせんと。

そうですね、息子は家内似で鼻が高い。娘も目は家内似やな。

みんな仲良うしてます。病気するまでは、正月は息子と娘の家族もうちに集まって、みんなでお鍋を囲んだりしてましたね。

そういえば、年末になると神戸の垂水《たるみ》の市場にわざわざ魚を買いに行く知り合いがおってね。垂水も瀬戸内の魚が美味しいから、真鯛と蛸となまこなんかを買ってきてもらって、蛸は塩で揉んで湯がいて食べる。あそこらの蛸は香りもええし身が甘いし最高や。わしは新鮮な魚で育ってるから、やっぱりええのんはわかりますわ。

先週、リクエストで頼んだ鮨は、中トロ、うに、シャコ、イカやったかな。新鮮でええ素材を使ってるわ。美味しかったなあ。

今週はおまかせにしようと思ってるんです。食欲ないことはないけど、その日によって体調が変わって、しんどくなったり眠たくなったりするから、そのとき何が食べたいかわからなくなってくるねん。

おまかせにしたら、そのときまで何がくるかと想像する楽しみもあるやんか。そういうのも面白いやろ、な。

リクエスト◉心のこもったポタージュスープ

「質素倹約でやってきた主婦が、
今は三食昼寝付きの贅沢です。
心を込めて作ってくれる
ポタージュスープも楽しみなの」

片岡幸子さん（73歳・肝臓がん、がん性腹膜炎）

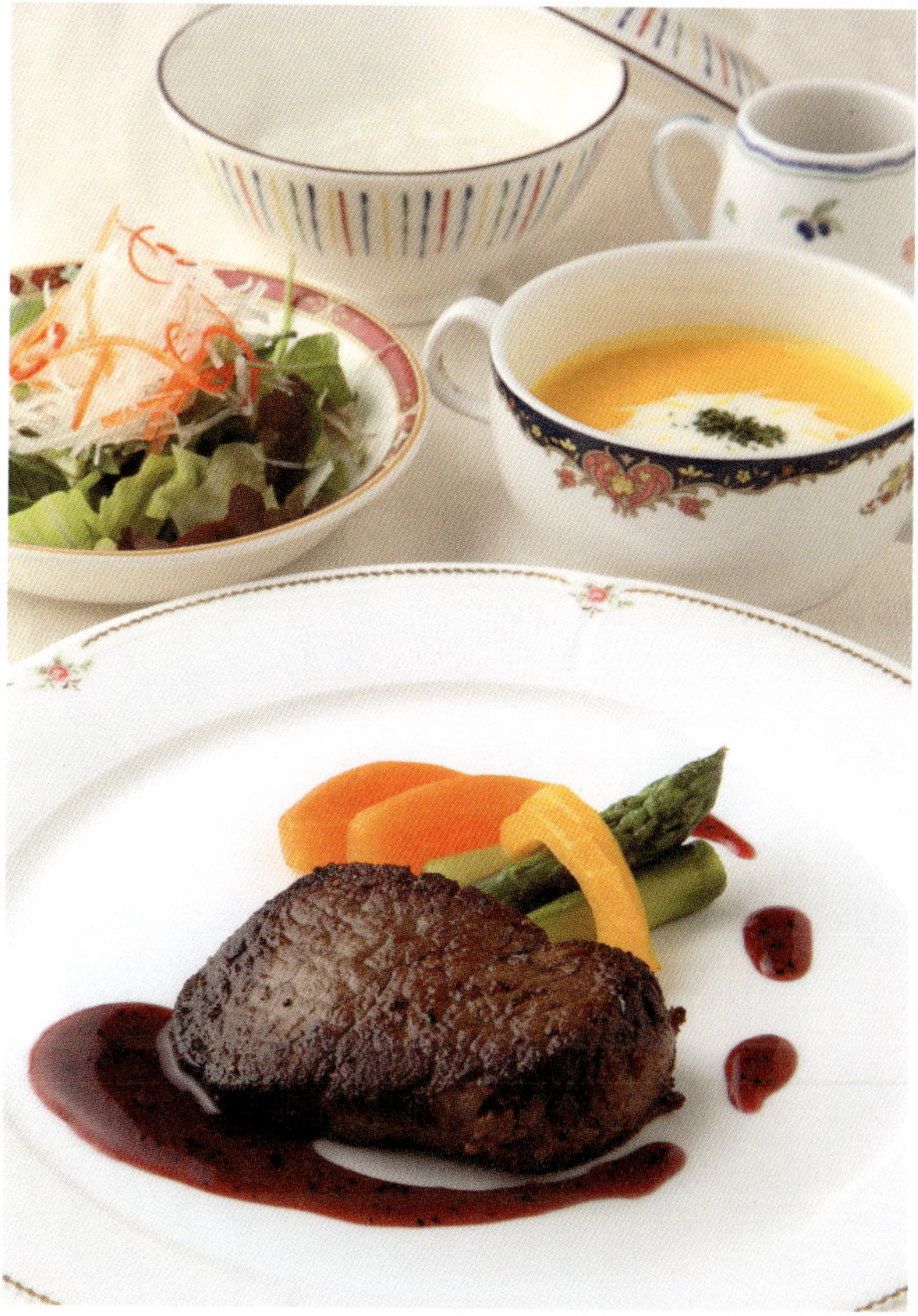

赤ワインソースが添えられたフィレ肉ステーキのフルコースを目にするなり「レストランみたい！」と片岡さんが破顔一笑。クリーミーな味わいのスープを口にして、「やっぱりプロは違う」と嬉しそうに何度も頷いていた。

家族ヒストリーから保存食の作り方まで、豊かな語彙とウィットに富んだ軽快な口調に引き込まれて、毎回つい長時間ベッドサイドに腰を下ろしてしまった。転院をきっかけに食の楽しみを取り戻し、「体力も気力も出たから」と今何がしたいかを大切に日々過ごされていて、2人の息子さんたちご家族が病室に来られると、張り切り度が増してより生き生きとして見えた。こちらの取材の段取りにまで気を回され、料理についての手紙をいただいたこともある。「私はもう読めないけれど、記念になることがなにより嬉しい」と本の出版をとても楽しみにしてくださった。

貧乏育ちだから私はとにかく粗食できたの。

父方の曽祖父は石川藩の下級武士でね、それが明治になると士族は国の政策で完全失業でしょ。祖父は紳士服の職人になって、大阪の福島に町の仕立屋を開いたんです。大正元年生まれの父は満州に渡り電力会社に勤めていて、そこで終戦。だから曽祖父に続いてうちはまた国の都合で一文無しになって、一からやり直しですよ。父は口癖が「金がない」という開けっぴろげな人でね、制度ができたばかりの公認会計士の資格を独学で取って、80まで事務所を開いてました。もともと新天地を求めて満州へ渡るくらいだし、大陸の風を受けていっそうと独立独歩の自由な気質だったの。

私は満州で生まれて、引き揚げ時は4歳でした。下に妹が2人。弟だけは戦後生まれ。満州では立派な社宅暮らしだった記憶があるけど、大阪に戻ってからは狭い長屋にぎゅうぎゅう詰めでしたね。

父の意向で、男子向きのバンカラな校風の豊中高校に進学すると、そこは名門の国立大学の合格率が高い進学校だったの。うちは裕福ではないし、私は勉強ができなくて落ちこぼれ。それなのに父から「これからは女も大学へ進む時代だ」と言われて、その気になったけど結局2浪。なんとか大阪市大の社会学科に滑り込んだんです。社会福祉に興味があったから。けれども今度は父に「自分の金で勉強しろ」とはしごを外されて、入学金は母に借りて学費はアルバイトでなんとか払ったけど教科書を買うのも大変でしたよ。昨日も見舞いに来てくれましたが、同期の仲間は早くから目標を持って教師になった人も多いんですよ。私だけぼんやりして呑気《のんき》でね。だから苦労するのよ。

ただ劣等生だったのに、なぜか教授が就職の口を利いてくれて、大阪地下街株式会社に就職が決まったんです。梅田に地下街のできた翌年の昭和39年。会社は梅田の富国生命ビルにあってハイカラな環境で嬉しかったですよ。え、美味しいもの？　食べに行く余裕なんてないですよ。自分の給料で洋服だけは買いましたけど。でも仕事はお茶くみ程度で次第に飽きてきた。3年働いて恩師への義理も果たせたと思って、将来のことを考えて社会福祉の道を目指すことにしたんですよ。

運良く京都の老人ホームの寮母職に就いたものの、両親が結婚しろって強く言い始めて、たくさんお見合いを持ってきたんです。散々お見合いして、これで駄目ならもう結婚しないから、と言った最後のお見合いの相手は早くに母親を亡くして女姉妹の中で育った人で、妹を嫁がせるまで待っていて婚期を逃したらしく36歳。私より7つ年上だから包容力がありそうだし、貧乏育ちなら質素な生活に耐えられるし料理ができると聞いてこれはいいと思ったの。私は体力がなくて料理が嫌いだから。それが主人。10月に見合いして翌月に婚約、翌年2月に結婚。それからは苦労の43年です。はい、私の人生は以上でございます。あら、食事の話じゃなくて良かったの？

無添加の味噌、昔ながらの梅干し、こだわりのらっきょう

うちの母は娘に料理を教えるような気の回る人じゃなかったんです。でも主婦になったら私も食事を作らないといけないでしょ。私の料理の先生はテレビと本。『きょうの料理』の土井勝さんの味付けが好きで真似しましたね。長男は32歳で海難事故で亡くなったんですが、息子3人を育てました。男の子はよく食べるし育ち盛りの頃は食費がバカにならない。節約

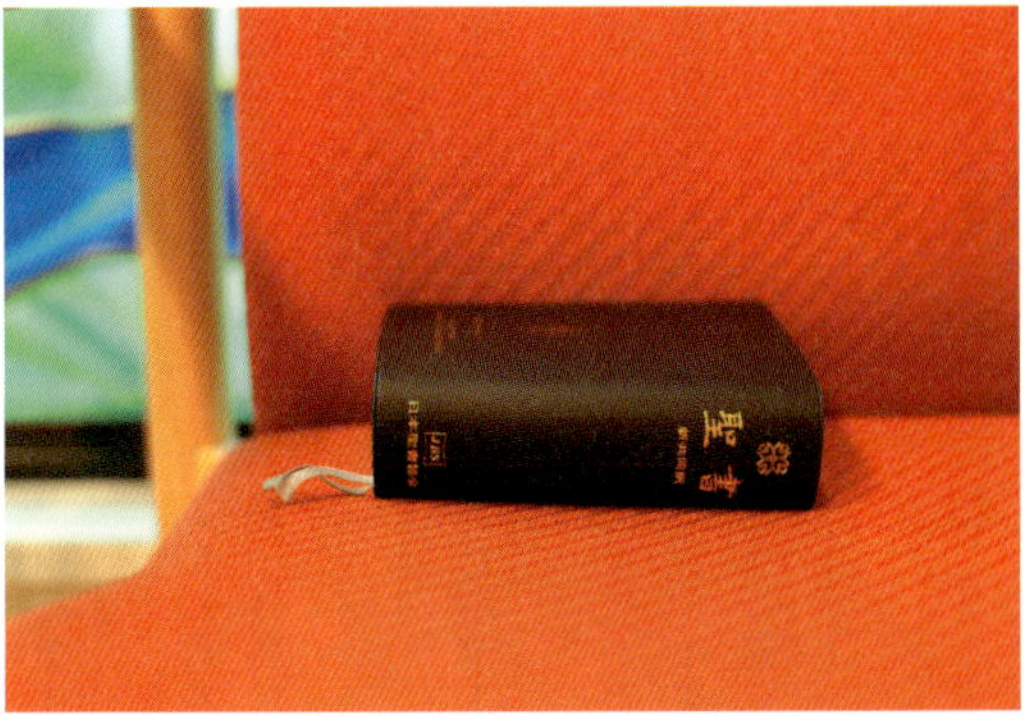

信仰にかかわらず、院内に置かれている聖書を手に取る方が少なくない。

にはなんでも手作りが一番ですよ。今でいうママ友で、今も長く親しい人が何人かできて、その中に衣食住や子育てなど主婦の合理的な生活の仕方を推奨する羽仁《はに》もと子さんの「友の会」会員の人がいたんです。私は入会してないけど、考え方に共感して。味噌の作り方もその方が最初教えてくれたんです。手は掛かっても2日ほどで1年分が作れるから安上がりだしと始めてみたら、無添加だしものすごく美味しいの。20年ほど前から毎年作るようになって、何年ものって書いた紙を貼った壺を今もいくつも置いてあります。

梅干しは私の母が漬けたのが美味しいと主人が言うので、紫蘇《しそ》と塩だけで昔ながらのやり方で漬け始めたのが最初。それから『主婦の友』の保存食の本を参考にしてらっきょうも漬けるようになりました。らっきょうはね、素材にこだわると美味しくできるんですよ。私は覚えが悪くておせちも毎年本を参考にしないと作れないし、基本的には料理をやる気がないんです。ただ、自然食や無添加には関心があっただけ。凝ったものは作りません。

休みの日になると、主人が料理を作ることがあって、男の手料理だから油も砂糖もたっぷり使って濃い味でしょ、息子たちは美味しい美味しいって喜ぶんです。私は自然食の薄味。母の味？　息子に聞いてみたらいいけど、そんなのあるのかわかりませんよ。

ご主人にも食べさせたかったポタージュスープ

昨年、主人を前立腺がんで送ったとき、最期まで苦しまずに逝ったので、私もそんな最期が理想だったんです。この病院は息子がインターネットで探してくれて、こんなリゾートホテルみたいな部屋で、好きな音楽を聴きながら気ままに三食昼寝付きでしょ。ばたばたと生活に追われて暮らしてきた専業主婦の最高の夢。それを今実行してるんです。私は本当に運が良いんですよ。

ここの食事は私みたいなただの主婦でも、一目見たら病人の口に合わせて丁寧に心を込めて作ってるのがわかりますよ。それで腹水が溜まってものも食べられなかったのに、みるみる食欲が戻って驚異的な回復をしてね。感激して調理師さんに手紙を書いたんです。食器を返却するときにメモをつけて。厨房まで御礼を言いに行ったこともあるんですよ。

今日は美容師さんを呼んでいるので髪をきれいにしてもらって、その後はピアノを習ってる孫のコンサート、それから次男の誕生日のパーティーをするんです。病院の方もみんな協力してくださって、嫁さんも気遣いをしてくれてね。三男夫婦も来るので、私のリクエスト食と家族食を6食も用意してもらいます。前の病院では寝てるだけだった人間が、そんな段取りまでできるほど元気が出たんです。びっくりでしょ。

今夜頼んでいるのは赤身で柔らかいステーキのフルコース。一番の楽しみはポタージュスープなのよ。主人が病気で食が細くなったとき、「いのちのスープ」といって辰巳芳子さんが病気のお父さんのためにスープを作るのをテレビで見たんです。主人に食べさせたいと思って材料まで買ったけど、看病する私の体力がそこまで保たず結局作ってあげられなかった。それは悔いが残ってるんです。スープってきちんと作るのが大変でしょ。ポタージュも難しいから。ここは調理師さんの腕があるし、きっと美味しいポタージュスープを作ってくれるだろうとすごく楽しみにしてるの。

――次男・眞さんとご家族、三男・純さんご夫婦がお見舞いに来られる。純さんが、「お母さんが取材されているところを記念に写真に撮りたい」とカメラを出される。

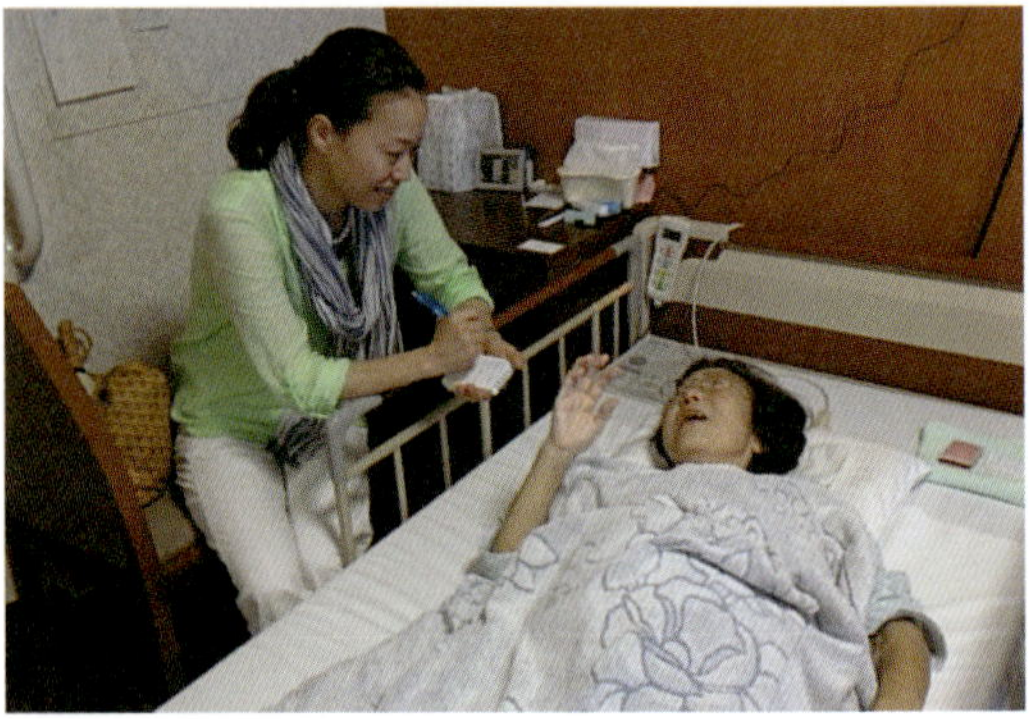

三男・純さんによる撮影。わざわざ横になる片岡さんと、
普段使わないメモ帳を取材らしく構える筆者。

え、私を撮りたいの？　じゃあ私は病人らしく寝ておくわ。こうしないと病人の取材らしくならへんでしょ（笑）。

――病室が笑いで包まれる。２人の息子さんに、お母さんの味は何かと訊《たず》ねると、純さんがあれこれ思い浮かべるように迷ってから、「手作りの梅干しです。紫蘇が入ってて、うまいですよ」。隣にいた眞さんもその言葉に頷かれた。

あら、そうなの？

ね、私はやっぱりラッキーなんです。ただの主婦が人生の最期に取材なんて経験をして、我が子に母の味がひとつでもあったことをこの期になって聞けました。そんなこと思いもしなかったわ。ホスピスに入ったのは、共働きの子どもたちに迷惑かけたくないという思いもあって、それは子どもの頃から父に自立を厳しく言われたおかげ。その教訓が役に立ってこんなに幸せに過ごせてるんですよ。苦労して後、足るを知る。終わり良ければすべて良し。はい、これで取材のお役に立ちました？

リクエスト食を支える人たち **2** 和田栄子さん（看護師）

オーダーメイドのケア

病室にお邪魔すると、ほとんどの部屋には何枚かのスナップ写真が飾られていることに気付く。ご家族との写真にまざって、ベッドの回りを大勢のスタッフに囲まれた笑顔の患者さんの写真。ベッドの上のテーブルには料理が並んでいる。土曜の夜、リクエスト食が運ばれてきた際に、いつもこうしてみんなで記念スナップを撮るのだそうだ。

私も患者さんに誘っていただいて、その記念撮影にまぜてもらったことがある。まだ温かいお皿から美味しい匂いが病室に広がって、わさわさと賑やかな雰囲気の中、患者さんたちがどこか浮き浮きした気配で笑みを浮かべる様子にこちらまで嬉しくなった。

今はデジタルカメラ撮影のためプリントも手軽とあり、スナップ写真はすぐに患者さんにも手渡され、壁に貼られた賑やかな写真は病室に楽しげな空気をもたらしている。こうしたサービスは保険適用とはならないため、病院側の負担で行われているそうだ。

「女性だとリクエスト食の日は撮影があるからと、お化粧して身なりを整えて待ってくださる方もおられて、日常のちょっとしたメリハリにつながっているようです。ご家族が一緒に写ることも多いので、お見舞いに来られた方との話題にもなっています。ここでは、リクエスト食のときに限らず写真はよく撮ります。こちらに入院して来られたら、お天気が良い日は屋上のガーデンにご案内するのですが、せっかくなのでご家族と一緒に撮りましょうかとご提案したり。楽しい瞬間が写真という形として残り、それが病室に少しずつ増えていくことは、ホスピスで暮らしていてもこうして元気に頑張れているという足跡ともなり、ご本人の生きる励みになっているような気がします」

淀川キリスト教病院ホスピス・こどもホスピス病院の看護課長の和田栄子さんは、いつものようにゆっくりと穏やかな口調で教えてくれた。

今回のホスピスでの取材は、患者さんの体調などを把握した和田さんに相談しながら行った。どんなに立て込んだときでも苛立《いらだ》った様子を目にしたことがなく、こちらの度重なるお願いや相談にもいつもまず耳を傾けて、的確なアドバイスをくださった。おそらく患者さんやご家族にも、大きな安心感を与えているだろうと想像させられた。

さて、先のスナップ写真はすべて病院でも保管されているそうだ。患者さんが死亡退院された約半年後に行われるご遺族のための家族会では、担当看護師が患者さんのエピソードを紹介しながらスナップ写真をスライドに映し出し、ご家族と思い出を共有するという。ホスピスでは入院中はもとより、こうした継続的なご家族のケアをとても大切にしている。写真はそのひとつのツールでもあるのだろう。

「ホスピスに入って無理に点滴をしなくなると、食べなくなって後は死ぬのを待つだけですか？　入院前、患者さんのご家族にそんなことを聞かれることがよくあります」

和田さんは少し表情を曇らせた。

「もちろん人は最終的に誰しも食べられなくなります。それは必要がなくなり自然と体が受け付けなくなるからです。でも、それまではできるだけ食べられるようにお手伝いします。実際、ホスピスに来られたことで食の楽しみを取り戻した方は少なくありません」

私もそうした声を取材中に幾度となく耳にした。なぜホスピスでは食べられるようになるのか、疑問でもあった。何度も病院に通ううちに少しずつその理由が見えてきた。

ホスピスでは抗がん治療や延命治療は行わないが「何も治療をしない」わけではない。症状緩和や、痛みを抑える投薬コントロールなどの治療はかなり積極的に行われている。投薬の量もかなり多い。腹水を抜くなどのメリットとデメリットがある治療については、患者さんの負担と痛みの度合いや残された時間を考慮して医師と相談して決めていく。看護師は24時間交代でしっかりとチームを組んで、患者さんの発する小さなサインから得た情報を引き継ぎながら、薬では取り切れない心と体の苦痛を軽減するために、ベッドで横になるときの体位に工夫したり、体を温めたり冷やしたりさすったり、雑談の話し相手になったりと、日常で可能なかぎりのケアを積み重ねている。私も病院を取材している際、事細かな患者さんの希望に応えている看護師の姿をよく目にした。

私たちにとっては当たり前の「食べられる」状態は、末期のがん患者さんにはある意味奇跡的な状態で、それは看護師を中心としたスタッフによる気配りに満ちたケアによって維持されているのだ。

「リクエスト食は、週に一度、患者さんが何でもお好きなものを食べられる機会です。そのときに美味しいと思う気持ちももちろんですし、来週はあれが食べたいのでそこまでは頑張ろうと生きる励みにされている方もおられます。また、ホスピスの患者さんにとっては自分がしっかりと食べられることが自信につながる方も少なくありません。逆に食べたいのに残してしまったりすると、それで自信を失うんです。だから普段の食事でも、個人の好みや量など細かく要望を叶えられるよう配慮しています。ほんの少量であっても、自分が食べたいと思った献立を完食することが患者さんの希望につながります。食というのは、患者さんの気持ちの面で、とても大きな意味を持っていると思います」

和田さんは看護学校を卒業して附属病院で看護師として働き始めて、4年が経った頃に淀川キリスト教病院に入職。最初の配属先は脳血管内科だった。そこでは、昨日まで元気だった人が、突然の病により麻痺や失語症を伴う後遺症を持つ症例に触れた。そうした中で、そのような症状を受容していく過程や、退院後に自立していけるようサポートすることに看護師としてのやりがいを感じるようになったという。外科に配属になったとき初めてがん患者を担当した。その方は末期のがんの宣告を受けてホスピス病棟への転院を希望していたが、ベッドに空きがなく一般病棟で闘病されていた。いよいよ時間の限りが見えたとき、ご本人のたっての希望で一時帰宅し、その後に一般病棟で亡くなられたそうだ。その患者さんを通して和田さんは、ご本人の希望を叶えることの意味や、がん患者の生き方を支えるというホスピスケアを意識するようになった。

「ホスピス医以外の医師は治ることに価値をおくことが多いですが、どれだけ頑張っても命には限りがあります。治療できないことが敗北だと考えてしまうと、そのことで患者さんは見捨てられたような気がしたり、辛い思いをします。一般病棟では、そうしたことで苦しむ方を何人も見てきました。でも人は誰もが最期は死ぬ。そのことは平等です。その人らしく生きるという方向に切り替えれば、穏やかに最後を生き抜くことができるかもしれません。若いお母さんで、小さなお子さんのために生ききりたいという方もおられました。その形はさまざまです。ご本人の希望に寄り添うお手伝いには、いったい自分たちは何ができるだろ

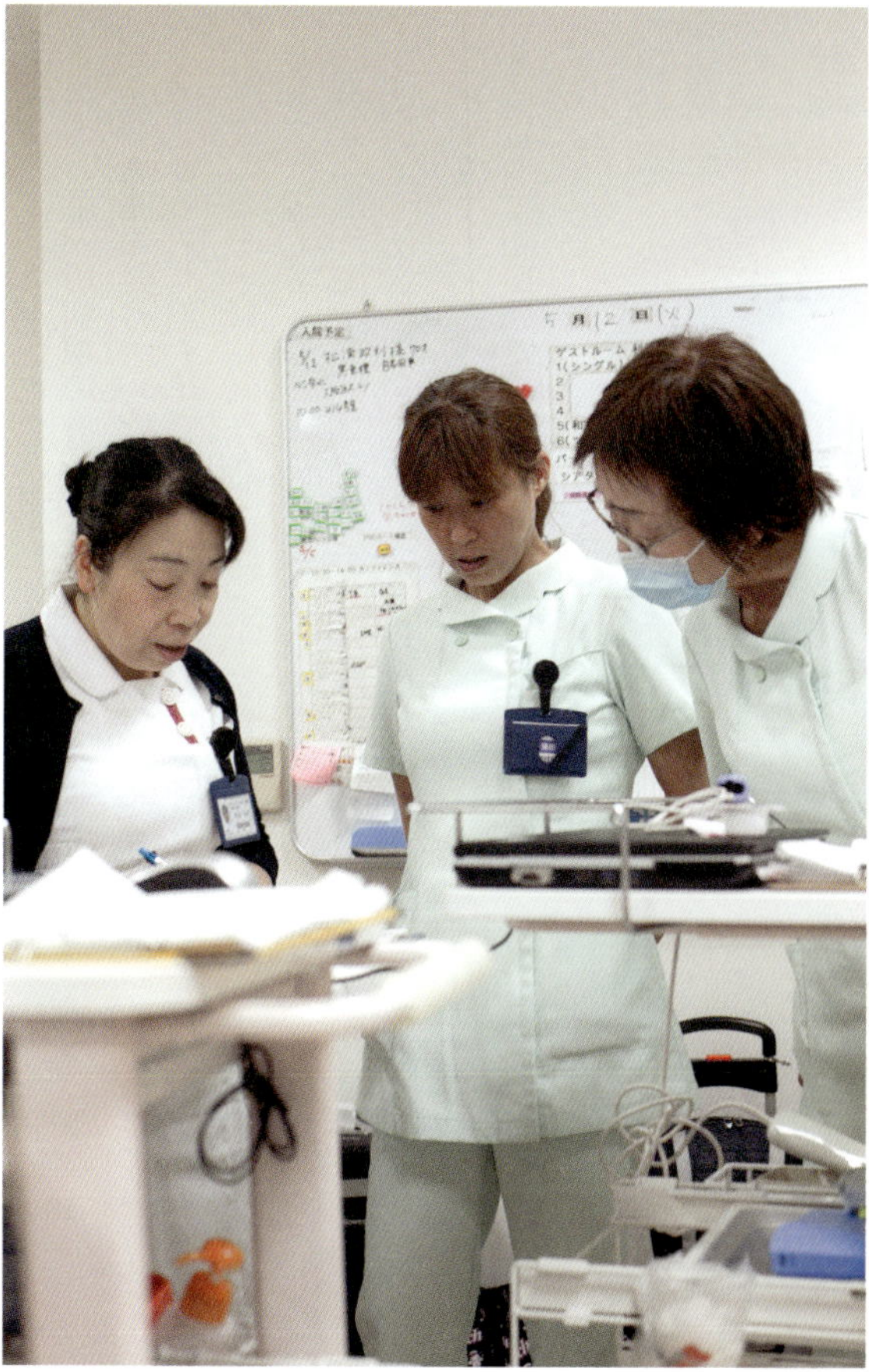

スタッフステーションでは、和田さん（写真左）を中心に
情報の共有が密に行われている。

う。それをいつも考えています」

ホスピスと一般病棟の看護師は、何が異なるのか。最後に訊ねてみた。

「希望の食事を食べていただくリクエスト食もそうですが、ホスピスでは一つひとつのケアがすべてオーダーメイドです。ご本人にとって何が心地よくて安心なのかは、生きてこられた道が異なるように一人ひとり違います。ささいに思えるサインを見逃さないで、できるかぎりケアに戻していくときに、一般病棟では明日に回せば良いことが、ホスピスでは時間に限りがあるため後悔を生むことにもつながります。できることは必ずそのときに行う。末期なのでもう何もできないということはありません。最期まで手を尽くせることがやっぱりありますから」

そう言って和田さんは柔らかく微笑《ほほえ》んだ。

リクエスト◉夫婦の定番のお好み焼き

「今日は冷蔵庫に何もない。
そんな日は
お好み焼きかたこ焼きでも
しようかってね」

福井朝子さん（84歳・すい臓がん）

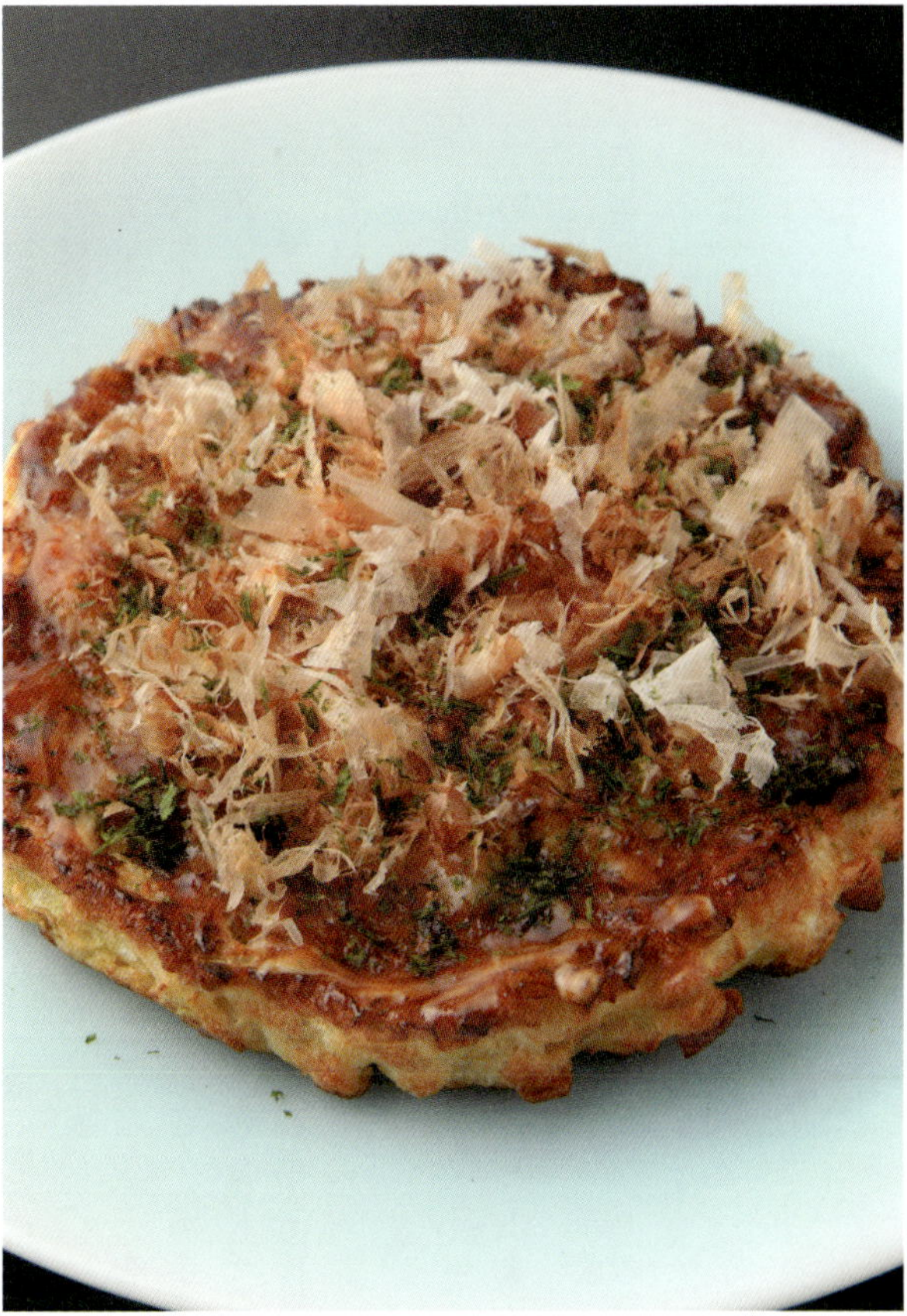

歯が悪いことを気にする福井さんのために、挽いた豚肉と柔らかく茹でたキャベツを細かく刻み、風味を残しつつ食感に配慮したお好み焼き。「とても美味しい」と、福井さん。

以前の病院では抗がん治療による厳しい食事制限があり、自宅から持ちこんだ梅干しで味付けしたお粥を流しこむように食べていたが、次第に「食べたい」という欲望が消えてしまったそうだ。ホスピス転院後、テレビで目にしたとんかつを見ると、それが食べたくなるほどにみるみる食欲が回復。そんな話をお孫さんへの手紙に書いたら「元気になったら一緒に食べに行きましょう」と返事があったと嬉しそうに話してくれた。弾むようなテンポのいい口調の朝子さんと、朗らかなご主人の實雄さんとの間合いも抜群。お二人の笑い声の絶えない賑やかな取材となった。

朝子さん　私が24、主人が28歳のときに一緒になりまして、今でちょうど60年。ずっと専業主婦。2人の息子は結婚して、今は仕事の都合で東京や名古屋で暮らしています。だから普段は主人と2人だけの生活です。

主人とは趣味がよく似ていて、読みたい本も同じようなものですから、読み終わると交換しては、あれはたいしたことなかったと感想を言い合ったりね。テレビも見たい番組はたいてい同じ。食べ物の好みもそうですから、冷蔵庫に何もない日は、いつもお好み焼きかたこ焼きでもしようか。そうねって。それで今日はお好み焼きをお願いしたんです。歯にひっかかるのが気になると相談したら、豚肉は小さく工夫してくださって、ええ、とっても美味しかったですよ。

實雄さん　うちには南部鉄のたこ焼き器がありましてね。2人で旅行に行った岩手で買ったものです。15穴の、割に大きなもので持ち帰るのは重かったですけど、2人で焼いて食べるのにちょうど良いんです。

朝子さん　お好み焼きの日は、フライパンでまず1枚焼いて、熱々のを2人で半分ずつ食べて、またもう1枚焼いてそれも半分ずつ。夫婦でそこまで仲良くしていても、病気になったらね、もう喧嘩ばかりなんですよ。

實雄さん　ははは。いえね、この人が薬のせいで食欲が落ちて食事を嫌がるようになったでしょ。私が食べろ食べろと迫るもんだから、押しつけるなと怒るんです。

朝子さん　病人は勝手なものです。気分も言うこともころころ変わる。自分でもわかります。

實雄さん　私はこの年になって耳が遠いものですから、何か頼まれても中途半端な聞き方をしてしまったり、この人の思いどおりにならない。それで苛立つんでしょう。

いえね、家の庭には雑草も生えてきますし、花に水をやらないといけない。私が電話を家の中に置きっぱなしにして庭に出ていると、この人が電話をしてきても気がつかないでしょ。そうすると、看護師さんからの伝言なんかを伝えられないので不安になって怒るんです。花と私とどっちが大事やの！　って。

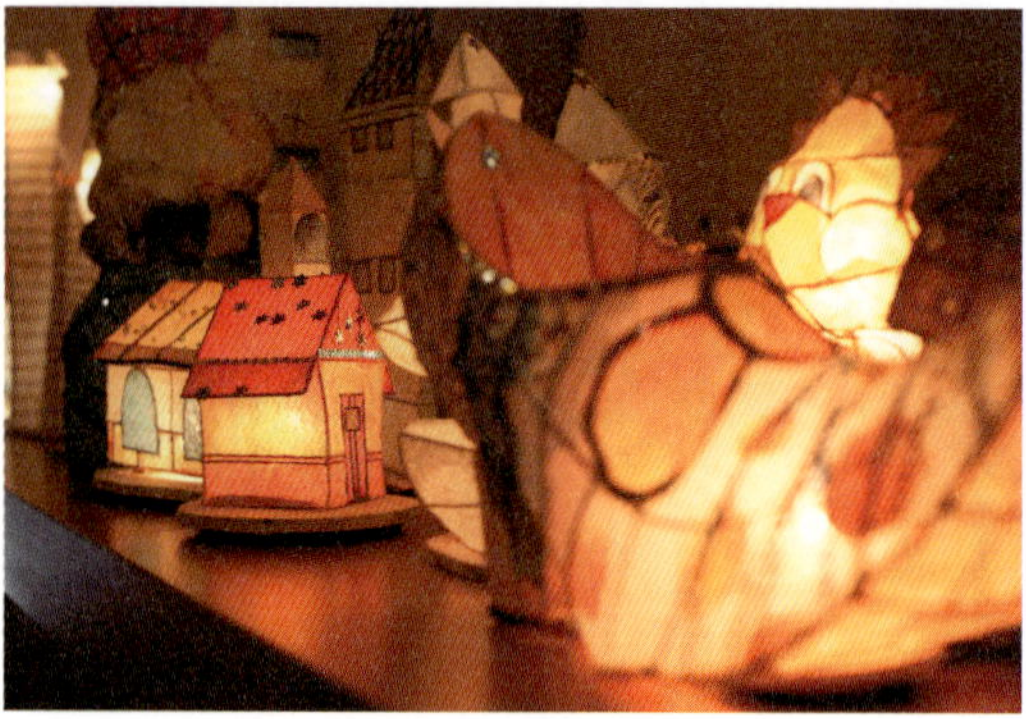

地元の照明デザイナーより寄贈された、和紙を使った優しい光のライト。

朝子さん　ふふふ。

定年後は、グループ旅行が夫婦の楽しみ

朝子さん　主人が商社を定年退職してからは、旅行が趣味になりました。2人のときもありますが、たいていは3組の夫婦6人のグループで行くんです。

實雄さん　たまたま参加した中国寒山寺のツアーがありまして、それがすごく楽しくてね。同じツアーにご夫婦で参加されていた幼稚園の先生の方が、帰り際に「いやあ、これは良いグループだから今後もまた一緒に行きましょう」と皆さんの連絡先を手帳に控えられたんです。帰宅した翌日にはもう葉書が届いて、それ以来20年のお付き合いになります。

朝子さん　お医者さんがおられて12月は28日まで開院したいという事情があったので、29日からお正月5日までの間に6日間ほどでね。

カナダ、ハワイ、バリ島、タイ……と、毎年同じ顔ぶれで。スイスは良かったですね。私はハワイは好きにはなりませんでしたけど。

實雄さん　そやったなあ。（笑）

朝子さん　みんな不思議なほど気が合って、お互いの家を行き来したり、お食事会に出かけたり。でも、お互いの「私（わたくし）」に深く入りこむことはしないんです。旅を重ねると共通の思い出ができるでしょ。前のときはあの人が海でひっくり返って大変だったとか。話題はいつもそんなことが中心で、だから長続きしたのかもしれません。

實雄さん　お医者さんご夫妻が非常に世話好きで、パソコンもよく使いこなされるから、写真を載せた旅のしおりみたいな冊子を作ってくれたり。

朝子さん　よく珍しいグループだと言われていましたよ。そんなグループも年を重ねると少しずつ減ってしまって、次は私の番ですね。

食欲が回復し、食べることが楽しみな入院生活

朝子さん　私は双子が1組いる6人兄弟姉妹で育って、昔のことですから女中さんも2〜3人いて大家族です。

大阪聖母女学院を出て、樟蔭女子専門学校（現在の大阪樟蔭女子大学）の家庭科に進んだので、タンパク質がどうとか食品栄養を習ったはずなのに、結婚してから日常に追われて食事の大切さを考えるなんて、どこかにいってしまってましたね。

結婚してからは、主人の両親と子どもで6人家族。今は、私の弟夫婦が近所に住んでいるからよくのぞいてくれるんです。息子の嫁もよく面倒を見てくれて、本当にここまでこさせてもらったのは皆さんのおかげ。感謝だけです。

病気になって食欲がなくなったけど、ここに来てまた食べることが楽しみになったでしょ。今は牛乳が飲める、果物が食べられる、カフェではコーヒーと美味しいチョコレートまでいただける。食事の器も瀬戸物でね、家にいるのと同じなの。あとは、歩けるようになったらいいなとか、もう願いといえばそれぐらいですね。

實雄さん　いや、ほんとに驚くほどよく食べてます（笑）。

朝子さん　子どもの頃、天神さん（大阪天満宮）の裏にちょぼ焼きの店があって、お祭りのときに従姉妹《いとこ》と一緒に食べていました。ちょぼ焼きというのは、水で溶いたメリケン粉に、味付けしたコンニャクの具を乗せて焼いたもの。鰹節とか青海苔を振りかけて食べる、子どものおやつみたいなもんです。ええ、美味しかったですよ。

こうして久しぶりにお好み焼きを食べているとそんなことも思い出します。なんだか懐かしいですね。

リクエスト●脂ののったステーキ

「世界中を2人で旅して
現地の料理を食べたけれど、
日本のご飯やお肉が
やっぱり一番美味しい」

藤田榮一さん（90歳・悪性リンパ腫）

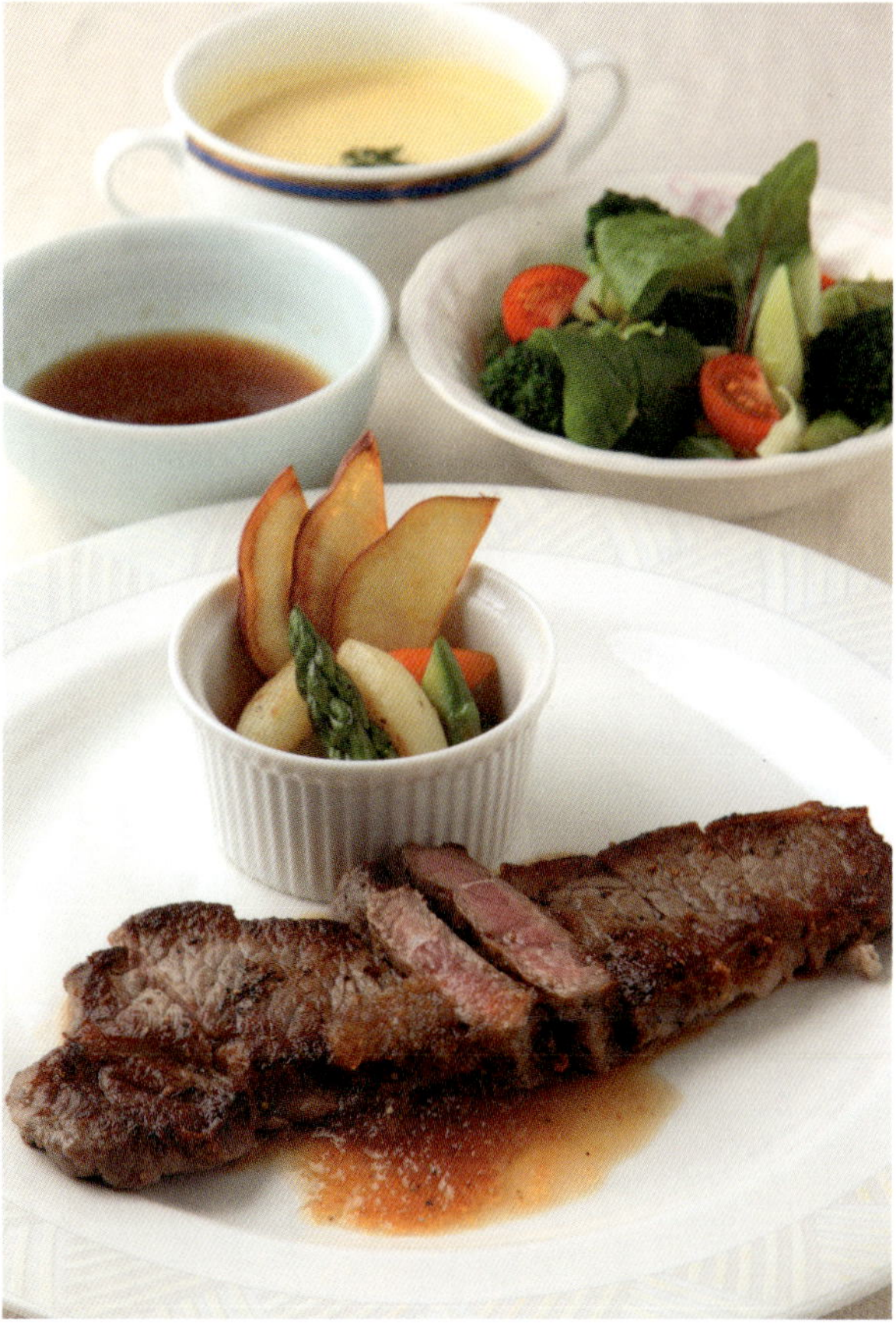

脂の程よくのったサーロインは藤田さん好みのミディアム。
「美味しいですか」と顔をのぞきこむ奥様に、小さく頷いて答える藤田さん。

藤田さんの病室の壁には、昔の戦闘機のカレンダーと、海軍の夏の白い帽子が掛けられている。戦時中は海軍の航空隊におられたそうだ。簡潔に話される口調には風格があり、横になっていてもこちらの背筋が伸びるような威厳をいつも感じた。以前の病院の食事はほとんど味のないお粥ばかりで、残すことが多かったそうだが、こちらに転院後は「味付けがしっかりあって美味しい」と毎食完食されているそうだ。治療薬の影響か強い眠気があるようで、取材は奥様の直子さんがいつもリードしてくださった。

直子さん　うちは2世帯住宅で、長男家族が2階、私たちは1階で暮らしています。普段の食事は夫婦2人で、献立はやっぱり主人の好みに合わせますね。主人は油ものが好きで、中華料理はよく作りました。お肉も好きでね、今日のリクエストで頼んだように、ステーキなら「脂のよくのった部位をミディアムで」と、好みもはっきりしてますよ。普段からお肉料理のときは、たくさん作って息子夫婦や孫もみんなで食卓を囲むんです。お肉はみんな大好きですから、よく食べますよ。うちは主人も私も、息子も娘の婿も誰一人お酒を飲まないんです。お正月に13人から集まっても、お酒もビールも出ない。そのかわりに全員で食べまくるんです、びっくりするほど。

榮一さん　12月30日はみんながうちに寄って、お餅つきをするのが恒例です。昭和30年に臼《うす》を買ったから、もう50年以上になるんか。

直子さん　そう、ぺったんぺったんね。つきたての熱々のお餅を大根おろしに鰹節やちりめんじゃこでいただくんですが、ひと臼分はその場で食べちゃうので大根も1本じゃ足りません。おろす係も大変。今年はひ孫が2人増えるので15人になりますね。

榮一さん　なんや、寝てるだけの赤ん坊まで頭数に入れるんか（笑）。

旅先であれこれ食べても、日本のご飯が一番

直子さん　定年を迎えるまでお勤めしてた間は、主人はほとんど家にいませんでした。仕事も忙しいし、麻雀をしたり遊びもよくしてたんじゃないですか。62歳で退職してからは、2人で月に1回は国内旅行を、年に2回ほどは海外旅行をするようになりました。主人が心筋梗塞をするまではヨーロッパへも足を延ばしていたんですが……遠いところだとそれまでの最後はモロッコだったかしら。

榮一さん　映画の『カサブランカ』の舞台になったバーがあるでしょ、あれを再現したホテルのバーがモロッコにあって。映画に出てくる飛行機の模型なんかも飾ってある。モロッコ

は良かった。砂漠も市場も。

直子さん　あとね、印象深かったのは南米です。イグアスの滝はブラジルとアルゼンチンとパラグアイの3つの国からのルートがあって、アルゼンチンからだと何キロもひたすら歩くの。もう大変。でも本当に素晴らしくて。そうそう、アマゾンでは船に乗ってピラニアを釣って、食べましたよ。ピラニアは魚なのに肉を餌にして釣るんですよ。

榮一さん　あれは気性が荒いから漁師じゃないと針を外せません。うっかり噛まれたら大変だから。塩焼きにすると、なかなか旨いもんですよ。他に旅先で美味しかったもの？　外国で美味しかった記憶はほとんどないな。不味《まず》かった覚えはあるけども（笑）。

直子さん　ただ、ニュージーランドは海鮮が豊富で美味しかったですよ。あと果物。特にさくらんぼがすごく美味しいの。

榮一さん　向こうでは果物もキロ単位で売られていて、同じツアーの新婚さんがさくらんぼをたくさん買ったんだけど、その夜ホテルでぱくぱくと食べ過ぎたらしくて、翌日はもうしんどくてモノも言われないという状態になってたなあ。

直子さん　そうそう（笑）。やっぱり食事は日本がいいですよ。旅行から帰るといつも、やっぱり家のご飯が一番美味しいわってなるんです。

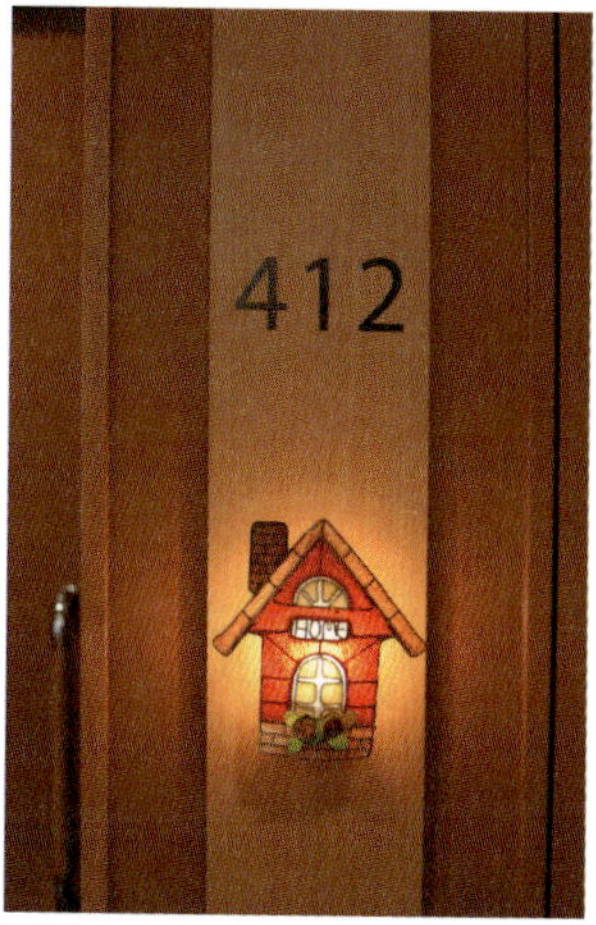

病室の入り口を灯すライト。

世界の空を飛んだ元海軍中尉

――病室に掛けられていた白い帽子について訊ねた。

直子さん　これは海軍の兵隊さんが、夏に作業をするときに被る帽子です。主人は若い頃、海軍の航空隊にいたんです。

榮一さん　22、23歳の頃かな。

直子さん　ペルーに行ったとき、ナスカの地上絵を飛行機に乗って上空から見下ろすんですが、その4〜5人乗りの小さな飛行機がすごく揺れるからとっても怖いの。私は嫌でしょうがないんだけど、主人は飛行機に乗れて嬉しいでしょ。グランドキャニオンのときの飛行機でもそうでしたけど、必ず操縦席の隣に座って、ちょっと触らせてもらったりするの。

榮一さん　操縦席はね、目の前に空が広がってる。気持ちがいいね。操縦の仕方ですか？　それはもう、いっぺん覚えたら忘れませんね。

直子さん　飛行機の話を始めたら止まりませんよ（笑）。この年の人たちの青春でしたからね。広島の呉《くれ》に戦艦大和が展示されている海事歴史科学館があって、そこには飛行機も展示されているんです。主人の海軍時代のお友達と一緒に見に行きましたよ。海軍のお友達は戦争でかなり亡くなっていますから……。生き残った仲間との絆も深いでしょ。京都の護国神社で毎年行われる慰霊祭や、東京の靖国神社での合同慰霊祭には私も同行しました。あと、月に一回は必ず京都で……。

榮一さん　毎月末の木曜日にね、いづもやさんという鰻の店に集まるんです。

直子さん　この人は皆勤賞。お友達も少しずつ減って、主人ももう行けませんけど。戦争中、海軍の飛行機乗りはモテモテでしょ。軍服が颯爽《さっそう》と見えて。孫が当時の写真を見て、「おじいちゃん、かっこいい！」って。今もかっこいいでしょと私が言うと、「今はむちゃくちゃだわ」って孫にそんなことを言われて。昔の中尉さんも年を取るともうあきません（笑）。

榮一さん　ははは。

直子さん　主人は大正生まれで、男が偉いという時代ですよね。三重の松阪出身ですが、私は九州。ほら、九州はまたきついから、食事の順番からしっかり決まっていて。それで慣れてるから特にしんどいとは思いませんでした。主人は優しいですよ。うちは息子たちも優しくて、今も長男が会社の帰りに毎日病院に私を迎えに来てくれるんです。長女は昨日来てましたけど、孫にひ孫にと、ここにいても賑やかなもんです。あら、おじいさん、そろそろお食事の時間ですよ。美味しいステーキがくるんだから起きててくださいね。お肉が好きだから楽しみにしてたでしょ。

榮一さん　起きてる。

直子さん　あら、目をつぶっていても起きてるんですね。

榮一さん　ははは。

リクエスト◉ほくほくの芋の煮物

「甘辛い味付けの
素朴な煮物が好きで、
それは子どもの頃に覚えた
お祖母《ばあ》さんの味なんやね」

山本ヨシノさん（仮名・85歳・多発性骨髄腫）

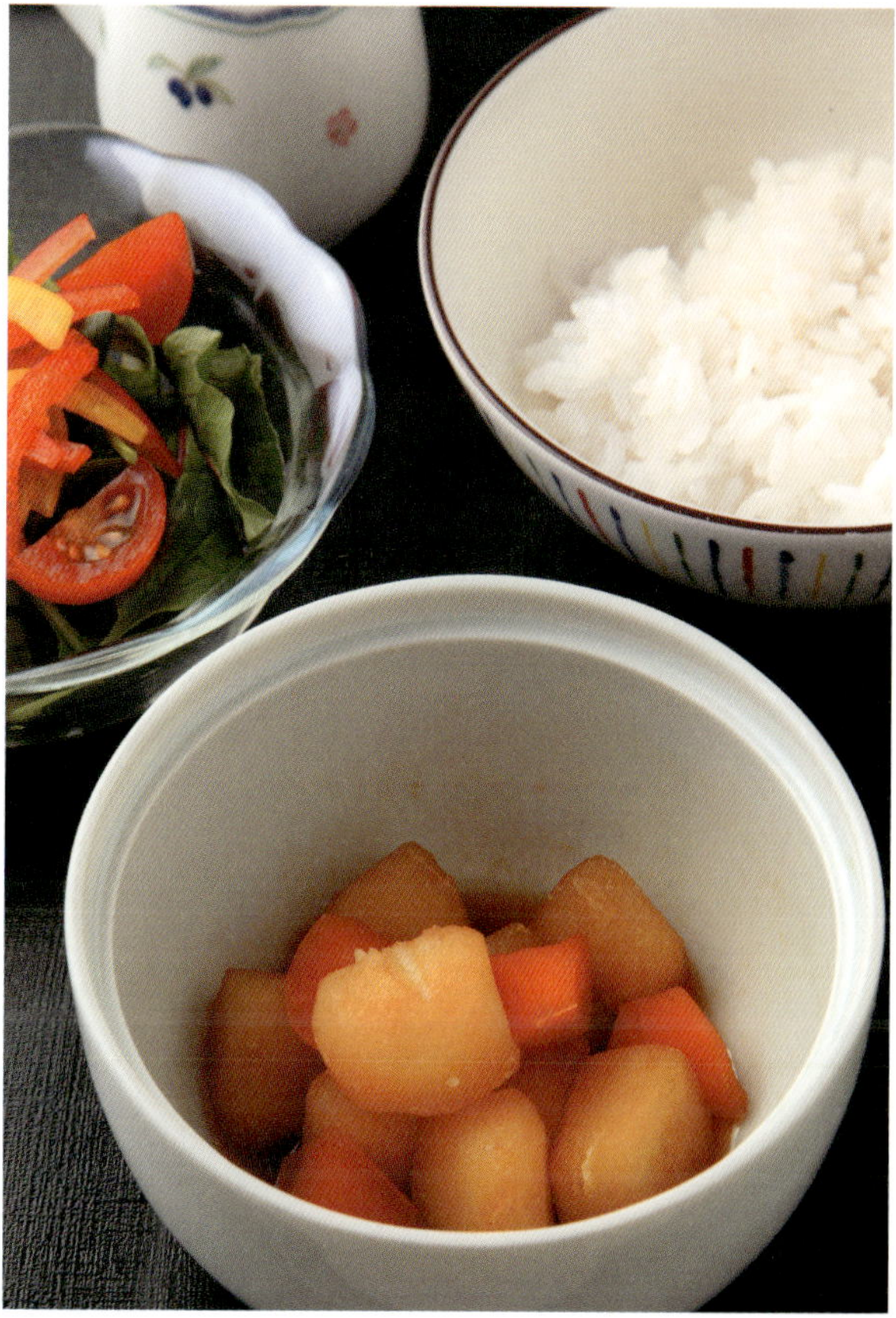

運ばれてきた瞬間に甘辛い匂いが食欲をそそる煮物。「普段の食事ではあれこれ食べられるから、逆にこういうものが食べたくなるの。リクエストはいつもこればかり」と、山本さん。

岡山の奉還町で生まれ育ち、結婚して関西で暮らすようになった山本さん。同郷である姪の多恵さんと話をされるうちに、どこか故郷の言葉が戻ったようだった。おっとりまろやかな語り口の山本さんと、ちゃきちゃきと小気味のいい多恵さんのやり取りは気兼ねない親子のような空気感だったが、こうして話をされるようになったのは山本さんのホスピス入院がきっかけだったとか。離れて暮らしていた親戚同士が、こうしてホスピスが「場」となり、また距離を縮めることは少なくないそうだ。

山本さん　名古屋の孫が、休みの日に新幹線に乗ってくるのに駅から近いからこの病院がいいよと勧めてくれましてね。静岡に住んでる娘も、家が遠いのによくしてくれます。みんな優しい子らでねえ。この子（多恵）は兄の娘なんです。近所に住んでいるもんで、こうしてよくのぞいてくれるんですよ。

多恵さん　最近は結婚式で会うくらいで、こんなんしてゆっくり喋らんかったもんなあ。私は今は大阪に住んでいますが、昔は、叔母さんの岡山の実家で、叔母さんにはお父さんで私にはお祖父《じい》ちゃんと一緒に暮らしていたことがあるんです。一緒に住んだことはなかったけど、こうして話をしてみると、食べ物の好みというか、体が欲するものが似てることに気がついて驚くんです。私は煮物が好きで、かぼちゃや里芋を炊いたものを持ってきたら、後から叔母ちゃんも好きだと知って驚いたりねえ。

山本さん　私もこういうほくほくしたお芋さんとかかぼちゃが好きやからなあ。ここで毎週「好きなものを何でも」と聞かれるでしょう。私はいつもじゃが芋と人参を甘辛く炊いたものを頼むんです。

多恵さん　私もそういう食べものが好きやわ。

山本さん　家ではね、いりこのしっぽと目を取ったのと昆布でお出汁を取るの。いりこはそのまま一緒に炊いて、お魚だからそのまま食べられるでしょう。それも美味しいの。肉は匂いが気になって、私はお魚と野菜を好みます。とくに芋類や根菜のおかずが好きでねえ。それは私の母じゃなくてお祖母《ばあ》さんの味。岡山の奉還町にあった実家は花屋をしてまして、両親が忙しいもんだから、お祖母さんがご飯を作ってくれたんですよ。その味が今でも好きなんです。

多恵さん　え、花屋なんてやってたん？

山本さん　多恵がまだ生まれる前のずっと昔々の話やで。昔の人は安い食材を工夫してなんでも自己流に美味しくするでしょう。お祖母さんは料理が上手でね。あの味は忘れないね。

多恵さん　お祖父ちゃん（山本さんのお父さん）はうちの母親の作る料理に美味しいとか美味しくないとか言ってた。大きいお祖母ちゃんのご飯で口が肥えてたんやな。

山本さん　お義姉《ねえ》さんの料理は美味しいけどなあ。それに文句言うのは贅沢やわ。

味の好みは違っても、休日は夫婦一緒に山登り

山本さん　20年ほど前に亡くなった主人は、神戸の製鉄所に勤めてましてね。結婚して岡山から出てきて、最初は尼崎、その後はもう長いこと神戸に住んでます。主人の姉も尼崎にいて、ほかの兄弟もみなよくしてくれて。主人は優しいし、姑さんがまた本当に優しい人でね。幸せでしたよ。揉めたことがないんだから。娘の子育てが落ち着いたら、一度だけ精密機器メーカーの工場にアルバイトに行きましたね。気の合ったお友達もできて、休みになると一緒に温泉に行ったり。みんなよう話してくださって、知らないことも教えてくださっていい人たちばっかりでした。今もお付き合いが続いてる人もおりますよ。

多恵さん　叔父さん（山本さんのご主人）は穏やかな人やったなあ。

山本さん　うちは外食はそんなにせずに、家で食べることが多かったんです。主人は優しいけど、味付けだけは言われましてね。お前の作るものは甘いか辛いかどっちかやって。正直に言うとね、料理は嫌いなんです。もうしなくていいと思うとやれやれだわ（笑）。

多恵さん　そういえば、2人が山歩きしていて、叔母さんが弁当を作るのが大変だったたって

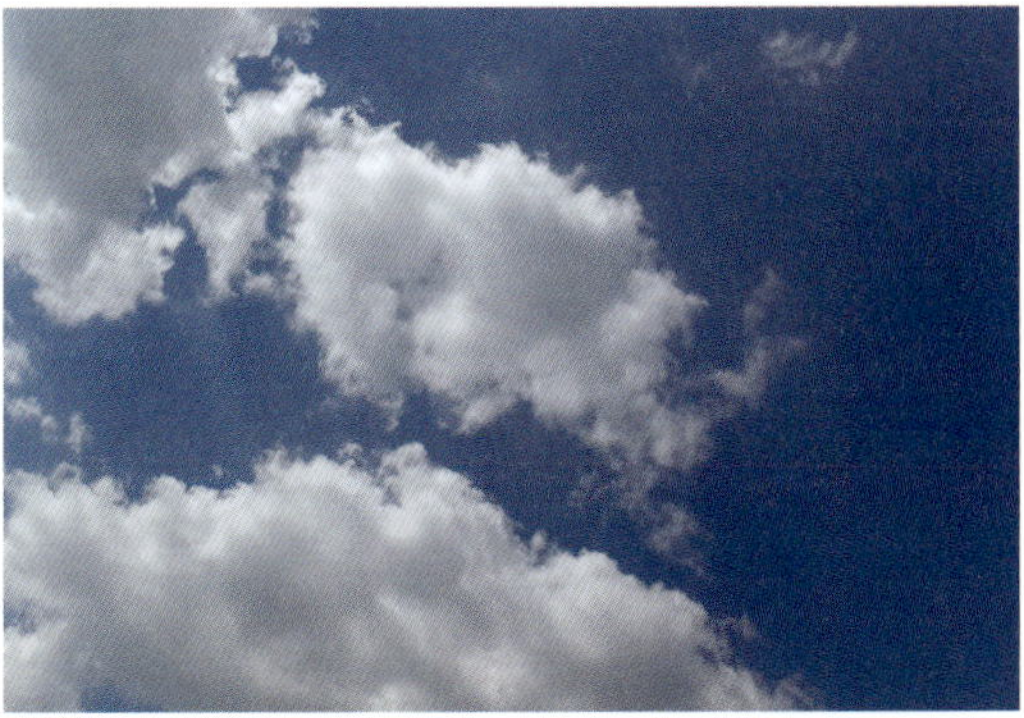

患者さんを病室から気持ちのいい屋上へと連れ出す。青空が広がる。

話も、ここに入院してから初めて聞いたなあ。

山本さん　神戸だから六甲山が近いでしょう。主人が山登りが好きで、私は嫌いだけど、休みになると行くと言うからついていくんです。靴が重いからそれもしんどいんですよ。朝7時には家を出る。その前にお弁当を作らなきゃいけないからそれも大変でね。梅干しにちくわにおにぎりなんて簡単なものですけどね。山の上に牧場があって、お弁当はそこで食べるんです。牛やら羊やらが放し飼いされていて、搾《しぼ》りたての新鮮な牛乳が飲めるんです。主人はそれを「うまい、うまい」とごくごく飲むんだけど、私は牛乳も嫌いでね。

多恵さん　あ、うちの父も牛乳はあかん（笑）。やっぱり兄と妹で似てるんやなあ。

山本さん　主人とは口の好みが違うのはわかるんだけど、私はそれしかできないんだから仕方がないわね。それで主人に頼むんです。「お休みの日はご飯を作ってね」と。そしたら、いつもすき焼き。娘もようわかっててね、休みの日になると「今日はすき焼きやね」と喜ぶの。2人は肉が好きなんです。私は芋でもあればそれで十分なんやけど、家族でも口は違うんやなあ。それでも、うちはほんと仲が良かったなあ。

多恵さん　なんかなあ、叔母さんの喋り方はお祖父ちゃんに似てるわ。

山本さん　そりゃあ親子だから似とるんと違うか。

多恵さん　そうそう、そんなふうに穏やかな口調で、まず否定して返すこともない。こうして話していると、仕草やら表情やら何かの拍子に似てるのに気がつくんやなあ。

山本さん　そうか、知らなんだ。

多恵さん　こうやって昔話をすると、思い出が一緒になるから面白いやろ。なんかな心がすっきりする。解放されるっていうか。そうしたら楽しい気分が残るやろ。ああ良かったなあって。

山本さん　そうやな。楽しいなあ。

多恵さん　叔母さんはインタビューなんか初めてやろ。何を訊かれるんかなってときめくやん。それがいいやろ。

山本さん　あっはっは。

〈取材後に受けた嬉しい報告〉

何度か病室にお邪魔したのは8月の暑い時期だった。はっきりとした口調でお元気に話してくださった山本さん。それからお元気に冬を越され、春も過ぎ夏を迎えることになった頃にも、病状は進行することなく小康を保たれていたそうだ。そして、余命3カ月の宣告を受け入院してから約9カ月後、山本さんの体はホスピスのケアを必要とする状態ではなくなっていたことを、ある日多恵さんとの電話で知ることになった。

ご家族と病院側の話し合いの結果、山本さんはお孫さんの暮らす名古屋に移ることになり、現在は高齢者介護施設に入居。もし病状に変化のあった場合は、淀川キリスト教病院ホスピス・こどもホスピス病院と現地の病院とが、情報を共有しながら連携することになるそうだ。

池永副院長によると、多発性骨髄腫は進行の遅いがんではあるが、血液検査の結果まで良好に変わった山本さんのようなケースは、きわめて珍しいそうだ。

退院の前日、久しぶりに病室にお邪魔すると、姪の多恵さんが荷造りを手伝っていた。

「今年に入ってから叔母はどんどん元気になった気がするんですよ。ここの病院でストレスもないし、穏やかに過ごせたのが良かったんやろうね。このところはね、見舞いに来るたび

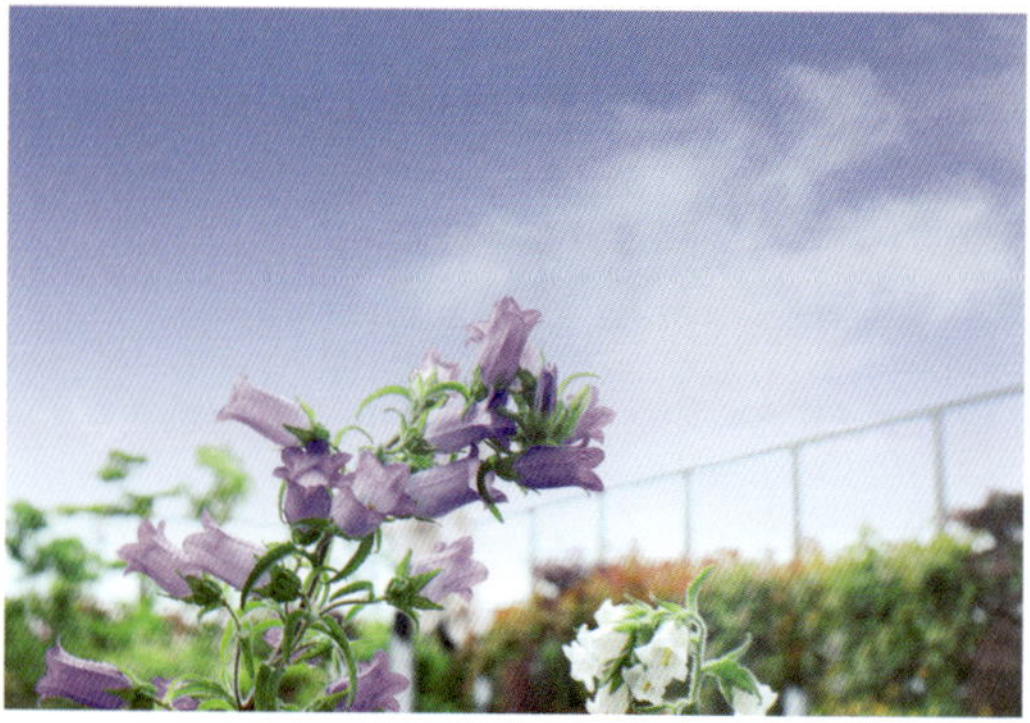

色とりどりの花に心が和む屋上のガーデン。
晴れた日は青空の下に見事な眺望が広がる。

に、図書館で貸し出し限度いっぱいの冊数を借りなきゃいけないほど、この年なのに読書が進んでね」
　今はこれやなあ、と多恵さんが差し出した柴田錬三郎の文庫本に目を向けながら、山本さんは血色の良い顔をくしゃっとさせながら、にこにこ笑われた。

リクエスト食を支える人たち 3 高藤信二さん（調理師）

「食」に込められた料理人の思い

毎週金曜日、栄養士による患者さんへのリクエスト食の聞き取りが終わると、とりまとめられた希望献立の情報は、病院1階の調理場で待つ調理師の高藤信二さんへと伝えられる。栄養士からその献立に込められた患者さんの思いをはじめ細かいニュアンスまで確認すると、すぐに食材手配の段取りへとかかる。と同時に、盛りつけのイメージも膨らませていく。それと並行して、通常の食事の準備、調理となかなかに目まぐるしい。それが毎週恒例の厨房の風景だ。

この淀川キリスト教病院ホスピス・こどもホスピス病院では、リクエスト食に限らず市販品はできる限り使わずに手作りが基本。料理の盛りつけや器にもこだわり、食材を含めて季節感も大切にしているそうだ。

そこまで細やかに配慮しながら、限られた時間の中でリクエスト食のための個別の献立を

15食用意することは、プロの調理師でもご苦労が多いだろう。

「前の病院では200床以上の食事を作っていましたけど、ここは成人15床。リクエスト食は週1回なので、作業に負担を感じることはそんなにないんです。例えばラーメンなら熱々で麺がのびないように出来たてをお出ししたいといった思いがあるので、お出しする間際はどうしても厨房がばたばたしますが」

木訥《ぼくとつ》な話し方に裏表のないお人柄がにじむ高藤さんが、頭に手をやりながら苦笑いした。悩みどころは、患者さんの希望に沿うためのイメージ作りだと言う。

「リクエストされる献立には皆さんの思い入れがありますよね。例えばコロッケなら、それが洋食店のクリームたっぷりのコロッケなのか、お母さんが作ってくれた素朴なコロッケなのか。バッテラでも、北新地の和食のカウンターで出すような手の込んだものもあるけれど、患者さんは家庭で食べられていたものを懐かしく思い出されたのかもしれない。だからお鮨屋さんのようにバッテラの下にバラン（笹の葉）を敷くかどうかひとつでも迷うんです。患者さんとイメージを共有している栄養士から、その患者さんがどんな方なのか、食事には一見関係なさそうな情報まで伝えてもらうようにしています」

お店ならこれが自分の店の味だと押しつけられるが、リクエスト食の場合は患者さんの思い描く味に近づくことが何より大切となる。料理人にとって「自分の味」を基軸にできないことは、見えないゴールにシュートするようなものかもしれない。

「家庭の味はこれというのがありません。それがいちばん難しいですね」

高藤さんは唸るように呟《つぶや》いた。

最も緊張するのは、毎週土曜日の夜、自分が作った料理を手に、病室を一室ずつ回って患者さんに届けるときだそうだ。

「料理を見て、ぱっと表情を明るくされる方もおられます。ああ喜んでくださってるんだなと、嬉しいですよ。ご家族にお会いしたときにお礼を言われたり、食器の返却時に美味しかったとメモを添えていただいたこともあります。

料理人にとっては美味しかったと喜んでもらえることが一番の喜びというのは当然ですが、反応がないからどうというものではないんです。ホスピスの場合は食べられる方が限られていますので、とにかく口にしてもらえるのが一番。僕はただ患者さんが喜んでくれる顔を想像して一生懸命に作るだけです」

奈良の料理旅館の菊水楼に住み込みで働きながら、専門学校で調理を学んだ高藤さんは、卒業後は日本料理の老舗つる家の調理場に入った。20代中頃からは街の和食の板場でも腕を磨き、ロイヤルホテル（現リーガロイヤルホテル）の和食部門で腕を振るっていたこともある。体調を崩したこともあり、将来、独立して店を持つという道は自分に向いていないような気がした。調理場で黙々と包丁を握る方が性に合っている。そんな職人気質を自覚して、縁のあった淀川キリスト教病院の調理場に入ったのは39歳のとき。和食担当を任され、ホスピス病棟のイベント食（月1回実施されていたリクエスト食の原型の取り組み）も作るようになった。

当時の厨房には洋食や中華の料理人がいたため、高藤さんは和食だけを担当していたそうだが、独立型ホスピスの開設に伴ってこちらに移ってからは、和洋中すべてのジャンルの調理を任されるようになった。洋食や中華のリクエストが入ったときは、インターネットなどでレシピを調べて、前日の夜に自宅で予行練習をしたこともあるという。

「中華セットという希望がきたことがありました。実は僕は餃子も作ったことがなかったので、餃子専門店に買いに行くことも一瞬考えました。でもやはりできる限り手料理をお出ししたいと思い直して、レシピを調べて試行錯誤しながら作りましたね。エビチリや酢豚と一緒にお出ししたんです。そうしたらその患者さんが、南京町で食べたのよりも美味しかったと喜んでくださって」

現在は、洋食の料理人とアシスタントの3人で調理場を回しているので、ずいぶんと楽になりましたと顔をくしゃっとさせて笑みを浮かべた。

栄養士とは、患者さんの味の好みだけではなく、体調や嚥下《えんげ》状態などさまざまな情報を細

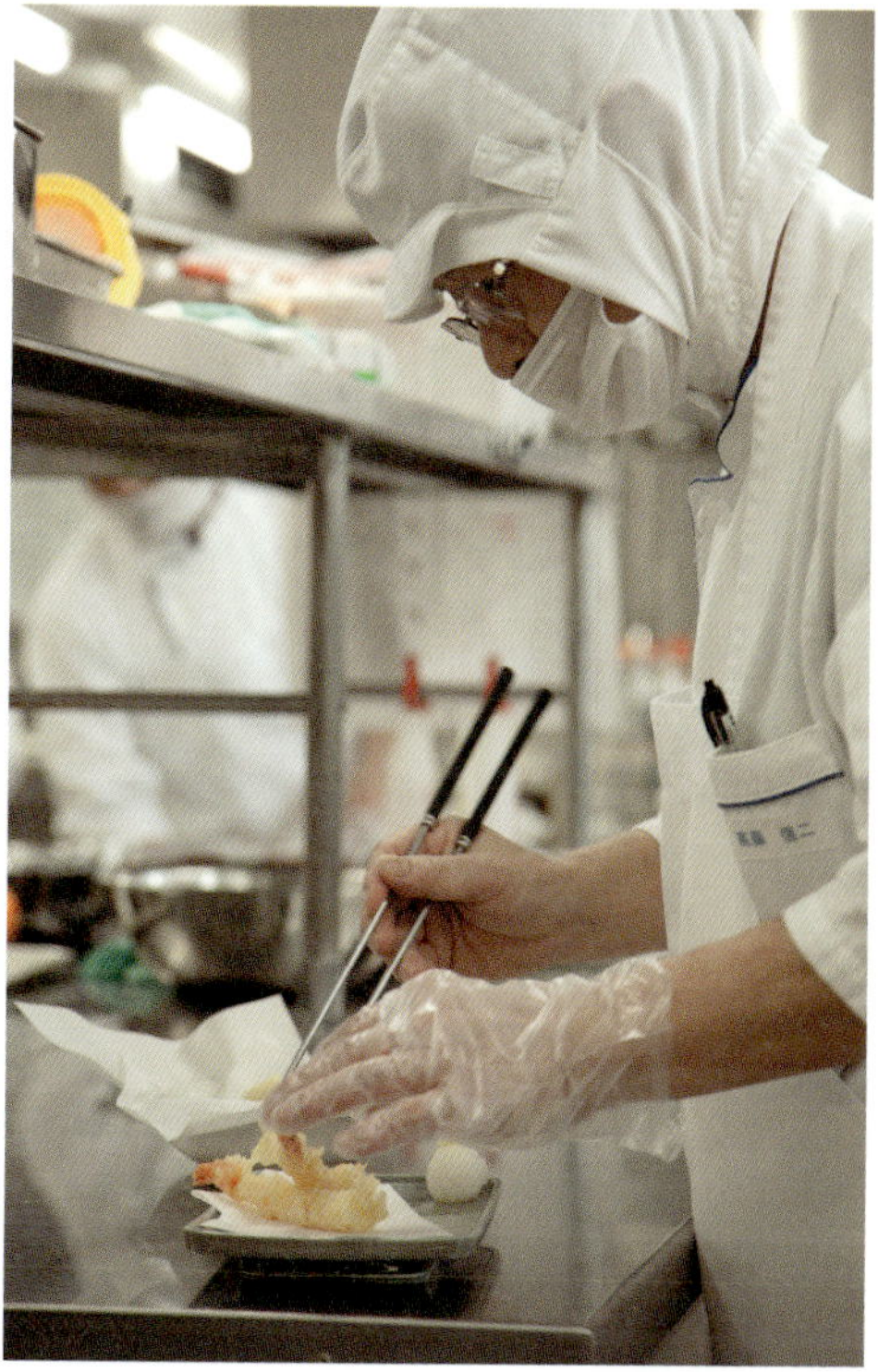

無駄のない手早さで次々と料理を仕上げる高藤さん。
盛りつけにも心を込める。

かく共有しているそうだ。

嚥下に負担がある患者さんの刺身は、見た目を損なわないように注意しながら細かく包丁を入れて小さめに切る。歯が悪いのを気にして、お好み焼きを我慢されていたというリクエストには、豚肉をミンチにし、下茹でした柔らかいキャベツを細かく刻んで食感を活かしつつも食べやすさを考慮する。とんかつを頼まれたが、分厚い肉を噛みきるには体力が衰えているという方には、ミルフィーユのように重ねた豚の薄切り肉を一口大にして揚げた。また、本文で話をお聞きした山本さんのように、毎週同じ料理を頼まれる方には、味を変えないように注意を払う。そうした細かい配慮の積み重ねを、逆に患者さんには意識されないように心がけて行う。

ホスピスの患者さんに料理を作ることは、特別なことですか。いささか乱暴だがそんな質問をぶつけてみた。

「会席を楽しみにリクエストされていた方がいました。僕は日本料理が専門なので、腕の振るいどころでもありますよね。汁椀、炊き合わせなど、使う食材や味つけの組み合わせにも頭をひねって7〜8品でお出ししました。ですが、まるで手のつけられないままに調理場に戻ってきたんです。リクエストされた前日は食べられていたのに、翌日の夜にはもう難しい状態になってしまっていました。患者さんの容態は本当に変化します。そこはホスピスの特別なところかもしれません。でも僕はこれが最後の食事になるかもしれないというふうには考えていません。ただ、食事が可能な方には少しでも喜んで口にしてもらいたい。いつもそう思いながら厨房に立っています」

リクエスト◉大好きなうどんと思い出のパイナップル

「地理も歴史も、
食文化に関係するでしょう。
旅先で口にした料理も、
土地の背景が思い出されるね」

前田禮子さん（79歳・大腸がん）

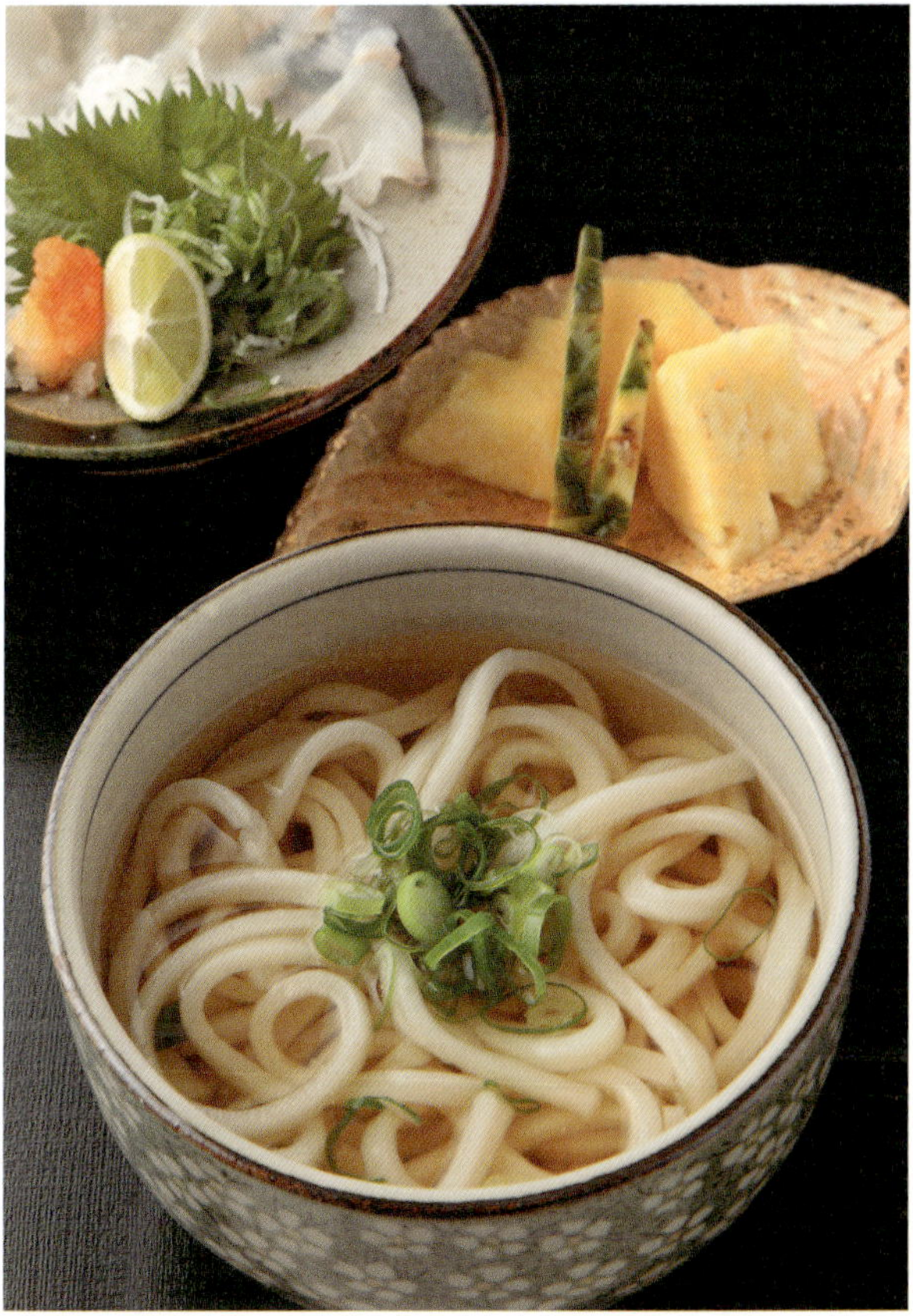

子どもの頃から好きなうどんにも、デザートのパイナップルにも思い出がぎっしり。奥は平目のお造り。本文には書けなかったが、いつも「ひらめちゃん」というあだ名の知人を思い出されるそうだ。

昭和10年生まれの前田さんの幼少期の記憶には、自宅玄関に掛けられていた世界地図があり、満州国がピンクに塗られていた。混乱の時代の最中、見聞きするニュースには外国の地名が飛び交った。多感な時期に「世界」を意識して過ごした好奇心旺盛な少女は、高校の地理教師になる。興味が出ると国内外を問わずに飛び回り、現地を歩き、そして食べた。明朗な口調で紡ぐ地理、歴史、食文化がつながる話は、わくわくさせられる授業を受けているようで、「人気の先生」だった姿が目に浮かんだ。お姉さんや妹さんもその授業に参加してくださった。

大学生の頃だから1950年代の後半に、フィリピンのルソン島に行ったことがあるんです。まだ1ドル360円の時代。フィリピン戦線は激戦で、あっちこっちに死体が転がっていたので、その遺骨を収集するために、大阪府立高校の教師だった知人が、旧厚生省から委託を受けて現地で暮らしていたんです。その人に現地を見に来ないかと誘われたのがきっかけです。そのときにフィリピンで食べたパイナップルが美味しくてね。あとね、パイナップルはパイン（松）のアップルでしょ。ルソン島の山岳地帯に、パインシティという平均気温が18度くらいの避暑地があって、松が多いからそう呼ばれているんです。それで私はパイナップルを食べるといつもフィリピンを思い出すんですよ。

フィリピンは米西戦争でアメリカの支配下に置かれたでしょう。大戦後、表向きは独立したけど、実質はアメリカの占領下にあって、ルソン島のクラーク空軍基地にも行きました。日本は戦後の復興期でしたが、当時のフィリピンの山岳地帯はまだ危険でね、共産党ゲリラの「フク団」がいて機関銃を持ってうろうろしているんです。戦時中は日本軍が占拠していたから、私が訪れた当時もまだ残留日本兵がいたと思いますよ。そんな背景があるから、ルソン島北部の山岳地帯には、スズキといった日本人名を持つフィリピン人が多くいて、高山野菜を栽培して、それを町に持っていって売るんですよ。フィリピンはアメリカの前はスペインに植民地にされていたから、スペイン系との混血であるメスチソが多くて、彼らは容姿がきれいだから飲食店などで雇ってもらえます。でも先住民は仕事もなく道にへたりこんで、それは貧しい暮らしですよ。

え、授業みたいですか？　教師をしていたときも、教科書に載ってないこんな雑学ばかりでね。生徒も「先生、もっと話をして」って授業をさせてくれないんです。ためにならん授業だったと思います。ははは。

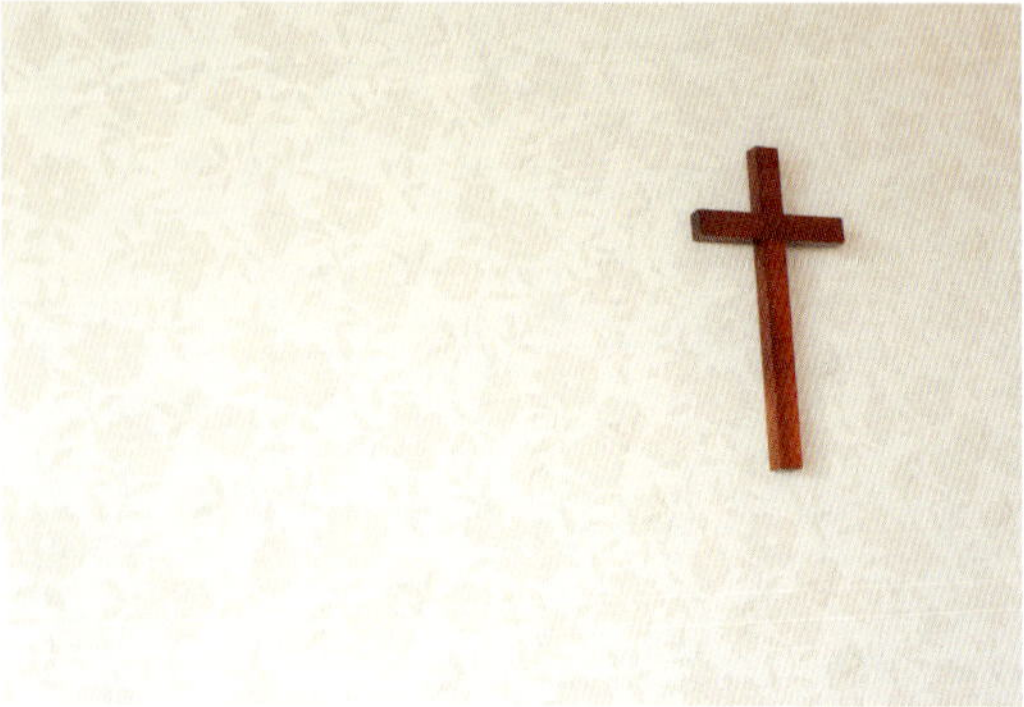

病院創立の理念はキリスト教精神に基づいた「全人医療」。

父の手打ちうどんと、シルクロードで食べた麺

父が讃岐出身なので、うどんといえば家で打つものでした。うちは年が離れた兄と、姉と妹の3姉妹。子どもたちが足で粉を踏んで、中国包丁のような大きな包丁で父が麺を切る。うどんは一家総出で作るんです。打ちたての麺が美味しいから薬味もなしで生醤油で食べることが多かったけど、温かい出汁で食べるのもいいね。私はうどんも素麺も、とにかく麺類は好きで、そういえば中国で食べた麺も美味しかったねえ。

中国旅行が解禁になってすぐの1980年頃に、北京から揚子江流域を旅したことがあります。作家や織物研究家、シルクロードの番組を作ったNHKのプロデューサーなど、専門にしている人間

ばかり10人ほどで。私は教師をしながら地図の調査を続けていたので一緒に行くことになったんです。黄河流域の船の中では、司馬遼太郎の中国取材の通訳を続けたという人にも会いましたね。

明《みん》の十三陵から東トルキスタンにあるウイグル自治区まで、北京から西へと馬や列車や車を乗り継いで、アジアハイウェイも横断しながらまさにシルクロードの旅ですよ。アジアハイウェイは途中で切れるので、そこからオリエント急行に乗り換えてイスタンブールに向かいました。パキスタンにあるインダス文明の都市遺跡のモヘンジョ・ダロや、ハラッパーの遺跡もすばらしかった。

大陸でも、南は米食で北は小麦の文化なんです。私が旅で訪れたのは北の方が多かったから、朝は必ずヨーグルトをコップ1杯飲んで、食事は羊料理か麺料理。好みに合っていたのか、味付けは何を食べても美味しかったね。

モンゴルあたりでは羊の丸焼きも出てきました。向こうは羊が財産だからお祝いの席などの料理なんだけど、私たちをもてなしてくれたんですね。だけど、一緒に旅したグループの中には見ただけで「うっ」となって食べられない人もいて、持ってきた梅干し出していたわ（笑）。

向こうでは羊を焼くのはコックの腕の見せ所で、1日かけてときどき回しながらぐるぐると炙って、とても上手に焼き上げます。それをものすごく大きい包丁で豪快にしゅっと切り分けてくれますよ。

銀色の大きな鍋から匂ったことのない香りがしていて、のぞいてみると羊の塊《かたまり》とスパイスを入れてぐつぐつ炊いていたのも覚えています。当時の日本にはまだ本格的な香辛料はあまり入ってないでしょう。だからイスタンブールのスパイス市場であれこれ買い込んで、ロイヤルホテルでコックをしている友人にあげたら、喜んで使ってましたよ。

オリエント急行は、アガサ・クリスティの小説のような優雅な世界もあるけど、大陸を横断する出稼ぎ列車でもあるんです。東に移動するにつれて、車内に乗ってくる客は、民族の混じった、それはもうきれいなクレオパトラのような造作の人たちが増えてね。着ている服の色彩も鮮やかだし、気質も陽気で、みんなが踊りまくるんです。私も一緒に踊ったらめちゃくちゃ喜ばれてね。ははは。

車窓からの景色は建築物なんてまったくない、ただただ草原が広がっていて、大きな蒙古犬を連れた男の子が一人で馬に乗ってるのが見えたりね。『スーホの白い馬』のまんま。あの子はいったいどこに行くんだろうと眺めたことを思い出します。

生徒にこういう話をすると喜んでね。

国内も日本中を歩きましたよ。資料で気になる地名が出てくると、いてもたってもいられないから。使用済核燃料を埋めている青森県の六ヶ所村も、どんな場所か自分の目で確かめたくて、すぐに見に行ったね。

そんなことをしてるから、私には財産どころか本しか残ってません。資料の本は高いから月に20万は本代に消えました。こうなってしまうと本はもう売りに出さないとあかんけどね。少し前に、大阪の地名に「百舌《もず》」と付くことが多いことが気になったんです。それで鳥についての本を取り寄せて調べていたら……。ああ、もうそんな長い時間話してますか？

食べものの話をしてたんでしたね。そういえば、授業でも、いつもこんなふうに話が脱線して止まらへんかったね。あはは。

リクエスト◉酒の肴だった天ぷらや鰻

「地元の居酒屋なんかで
話をしながら飲んで食べて。
フライものとか鮨とか、
食事というより酒の肴やね」

Iさん（77歳・胃がん）

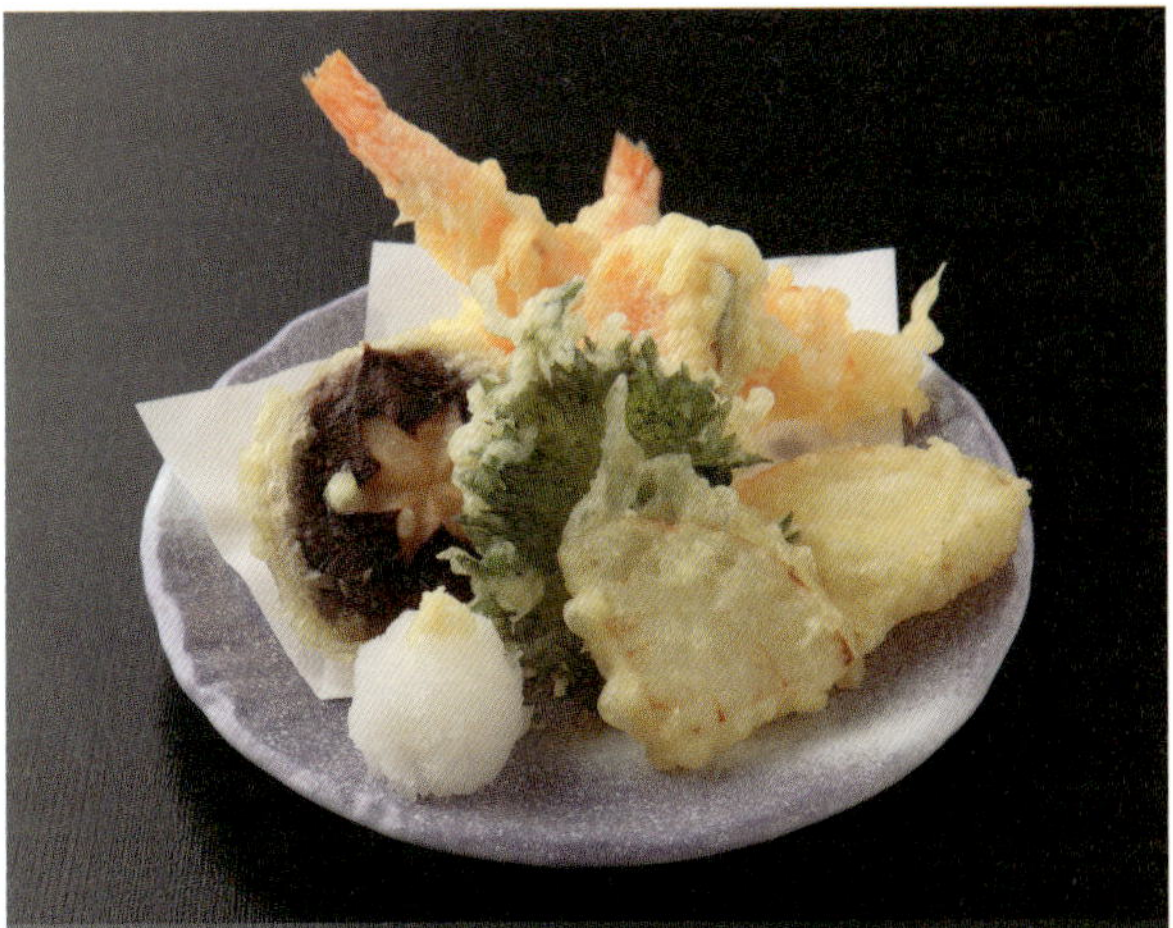

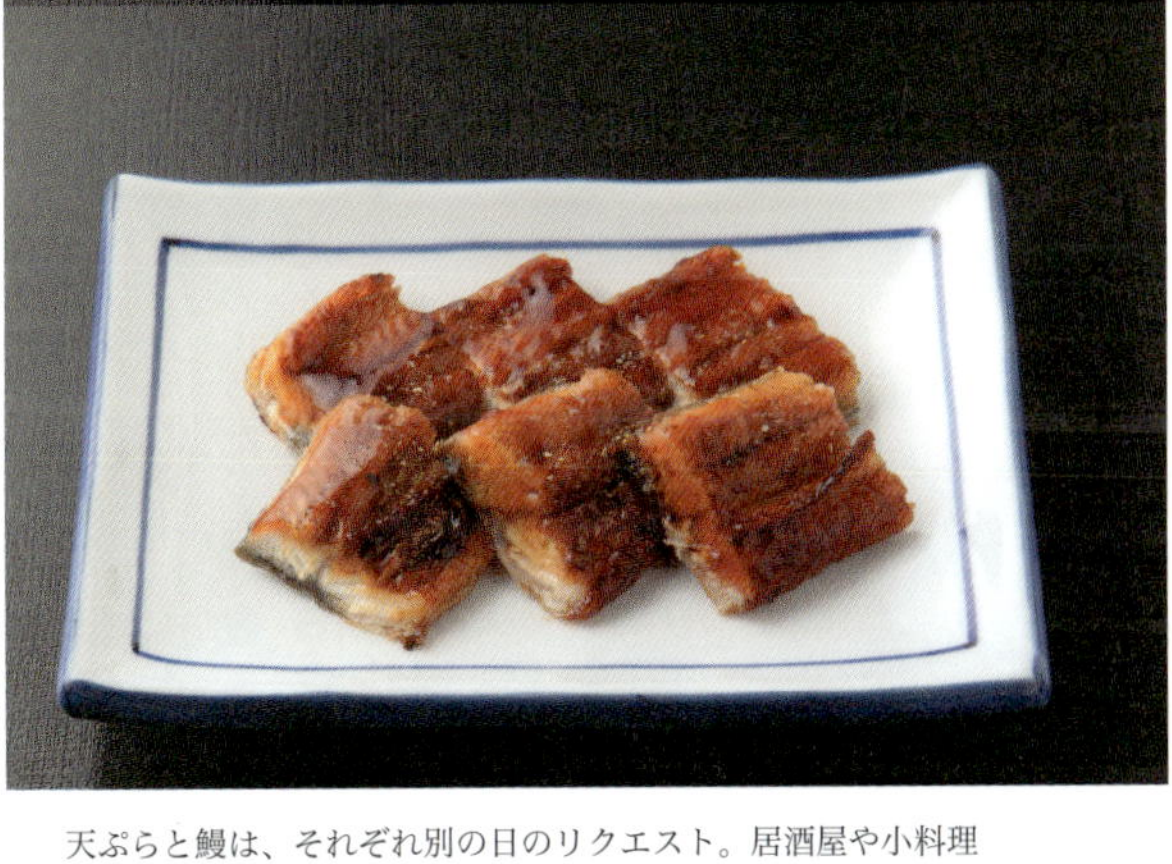

天ぷらと鰻は、それぞれ別の日のリクエスト。居酒屋や小料理屋で出される一品料理のような粋な雰囲気に、「病院食とは思われへんやろ」とＩさんがにやっと笑った。

大阪市西淀川区野里で生まれ育ったIさんのご自宅は、江戸中期に造られた農家。国の登録有形文化財にも指定され、ご自身は郷土史家として、伝えられてきたものを次世代につなぐ活動に多くの時間を費やしたそうだ。翌月に発刊を控えた郷土史出版物の原稿や資料が広げられた病室は、さながら書斎のようだった。豊富な知識があふれる軽妙な語り口で、地元史の語り部としてもさぞ人気があっただろう。帰り際はいつも、なんだかいたずらっ子のような笑顔で「またな」と見送ってくれた。

僕はわがままでな、食べもんの好き嫌いも多い。酒は高校3年の頃から飲んでるくらいで、飲んだらあまり食べない。西洋もんは食べずに醤油味のものばかりやな。ここのお粥さんにも醤油を垂らして食べてる。濃い味好みで、揚げ物が好き。まあ、体にええことないものほど、美味しいやろ（笑）。痛風はないけど糖尿がありますわ。

うちは薬局をやっていて、家内も僕も薬剤師で息子は医者なんです。だから、自分が処方された薬の作用機序もわかります。病気はね、家業とは別にちょうど書きもの仕事で忙しかったのもあって、ちょっと調子が悪いと思ってからも検査に行くのが遅かったんです。ようやく病院に行って処方された薬を見たら、ああ、これはあかんなあと。そう気づいたときには時すでに遅しで、糖尿だから手術もできへんしなあ。それで手遅れやったんですわ。

今年の1月に妹もがんでね。妹の場合は、がんができた場所が悪くて食事もとれずに点滴だけ。人工的に味付けされた栄養食やらを食べさせられて、痛い目しながら命を延ばせても2、3カ月やんか。それを見ていたから、治療となると書きものの仕事もできないと思ってね。それならば、1カ月半でもいいから、口から好きなもん食べさせてもらって、5つほど抱えてる仕事もぜんぶ片付けてしまおう。そう思ってホスピスに来ましてん。

仕事の関係もあって、病院事情はちょっとはわかるけど、ここはご飯は味付けも盛りつけも人の手がかかってるのがわかるわ。だからいくらわがままな僕でも気ままには残されへん。ほんで好きな料理まで頼めと言うてくるんやからなあ（笑）。

こないだな、寝坊して朝食を1時間遅れて出してもらったんや。それなのにお粥も味噌汁もちゃんと温め直して出してくれたんや。そこまで気遣いできる病院はそうないんと違うかな。先生も細やかに気にしてくれて、痛みが出たらすぐに薬を変えてくれるし、看護師さんもみな丁寧で親切。ストレスなんかいっこもない。これは入院してすぐに撮ってもらった写真（壁に貼られたスナップを指す）。今の僕の頭と比べて見てみ。今の方が髪の毛が黒いやろ。がんになってもうあかんと言われたら、だんだん体力が落ちるはずなのに、どんどん元気になるんやから、こんな話があるんかって驚いてる。やはりきちんと食事を口からとるというのは大事やな。食べるというのは、ひとつの人間の本能やからなあ。

居酒屋で人と会い、郷土史研究に没頭した日々

学校を卒業して、薬学の夜間に入りなおして薬剤師の免許を取ったのが昭和35年頃。医薬系の広告デザイン会社に就職しました。医療広告は薬事法の規制があって、デザインやコピーにも専門知識が求められるんです。でも当時、広告業界で薬剤師免許持ってたのは僕だけでね。ちょうどテレビ広告の御三家が自動車、家電、栄養ドリンクなどの医薬品で、稼ぎ頭でっしゃろ。電通からも引き抜きの話があったんです。ただ僕が家業の薬局や不動産の管理とか駐車場の会社をせなあかんことになったんです。5人の兄弟姉妹の3番目で、僕は次男なんですが、流れでね。

そうと決まったら、反発するより馴染《なじ》んだ方が得だと腹をくくった。実家はまあ旧家の部類で、ちょうど地方文書《じかたもんじょ》がようさんある。そうやこれからは古文書を読んで郷土史を調べよう。そう決めて、古文書を学ぶために今度は甲南大学に聴講生として通い始めた。40過ぎやったかな。家内とは勤めてた頃に知り合ってもう50年やね。

薬局をしてるから、僕も家内も子どもの晩ご飯の時間とは合いません。そういえば家族揃ってご飯を食べたことは少なかったなあ。それに、僕はわがまま言って自分の好きなことだ

けしてました（苦笑）。家族が薬局の仕事を助けてくれて、子育ても家内が担当してくれて。

縁があって船場古文書研究会に3年ほど通った後は独学で、うちで保管していた地方文書を読み解いて、平成元年に『野里誌』という本を出しました。地方文書は村の旧家などに伝来して比較的たくさんあるけど、大阪には秀吉の頃より前の中世文書はほとんどない。それがたまたまうちにありまして、この本の中で古文書集として掲載しました。本邦初公開です。大学の図書館から在庫がないかと今でも聞いてきますわ。

西淀川は公害で全国区になってしまったけど、古い歴史のある地域でね。僕の生まれ育った野里は、南北朝時代からの土地で、旧中津川やらの水害で苦労しながらも、大坂城築造以降は都市近郊農村として発展してきた。そんな古い地域なのに区史がなかったんです。区史がないって民度に関わるやんか。それで区史づくりにもかかわらせてもらったりね。

地元で伝承されてきた文化を知ることは、住んでいる人間の土地への愛着にもつながる。それがこの先のまちづくりになりますやろ。そう思っていろんなことやらせてもらってます。銭にはならへんけどな（笑）。

うちの家の資料館には、江戸時代の寺子屋の手本をはじめ古い資料を保存していて、地元の小学校が課外授業で見学にも来ます。こんな古い家、維持するだけでほんまに大変でっせ。だからって、残ってきたもんは潰すこともできませんわな。戦後は農地改革もあって地主は搾取する側という憎しみの対象やからね。他人様《ひとさま》が思うほど楽はしてないわなあ。

僕は、食べもん言うても、そないにこだわる感じはなくて、地元の居酒屋でまちづくりに関わる人たちと飲みながら話したり。古文書の仲間や歴史をやってはる先生と、話をしながら酒のアテを頼む感じやな。鮨や天ぷらは酒にも合うし、大阪は鰻も旨い。それで、ここで好きなもの食べるという日は、そういう料理を頼んでますねん。この病院はお酒も飲めるって聞いたから、今度ちょっと頼んだろうかと思ってるねん。

今書いてるのは、大坂冬の陣で活躍した喜多村三右衛門政信の物語。子孫の方が保管していた、本人が書いた一代記を、直訳だと長いから意訳して、解説もつけてます。

入院していても忙しそう？　ほんまやることようさんありまっせ（笑）。

この三右衛門の本だけは、今年（２０１４年）の秋に完成させないと意味がないんです。大坂冬の陣が１６１４年で、今年は４００年の節目だから。あとはまえがきとあとがきだけやからなんとかいけると思うわ。今は締切だけがストレスやな。ライターならお宅も締切はきついやろ（笑）。ほな、またな。


〈補足〉

２０１４年９月に『大坂冬の陣で活躍した農民　地侍三右衛門』完成。出版記念パーティ

Iは体調を考慮して出席が叶わなかったそうだが、病室をのぞくとわざわざ一部ご用意くださって手渡してくれた。ここに書かれた話は、Iさんが労を取らなければ今後も埋もれたままの歴史だったろう。

リクエスト◉好物になったウインナーピザ

「全国各地を転々とした
波乱万丈の人生だったんです。
食の好みもときどきで変わって
今はなぜかウインナーがいいね」

成澤 治さん（仮名・66歳・肺がん）

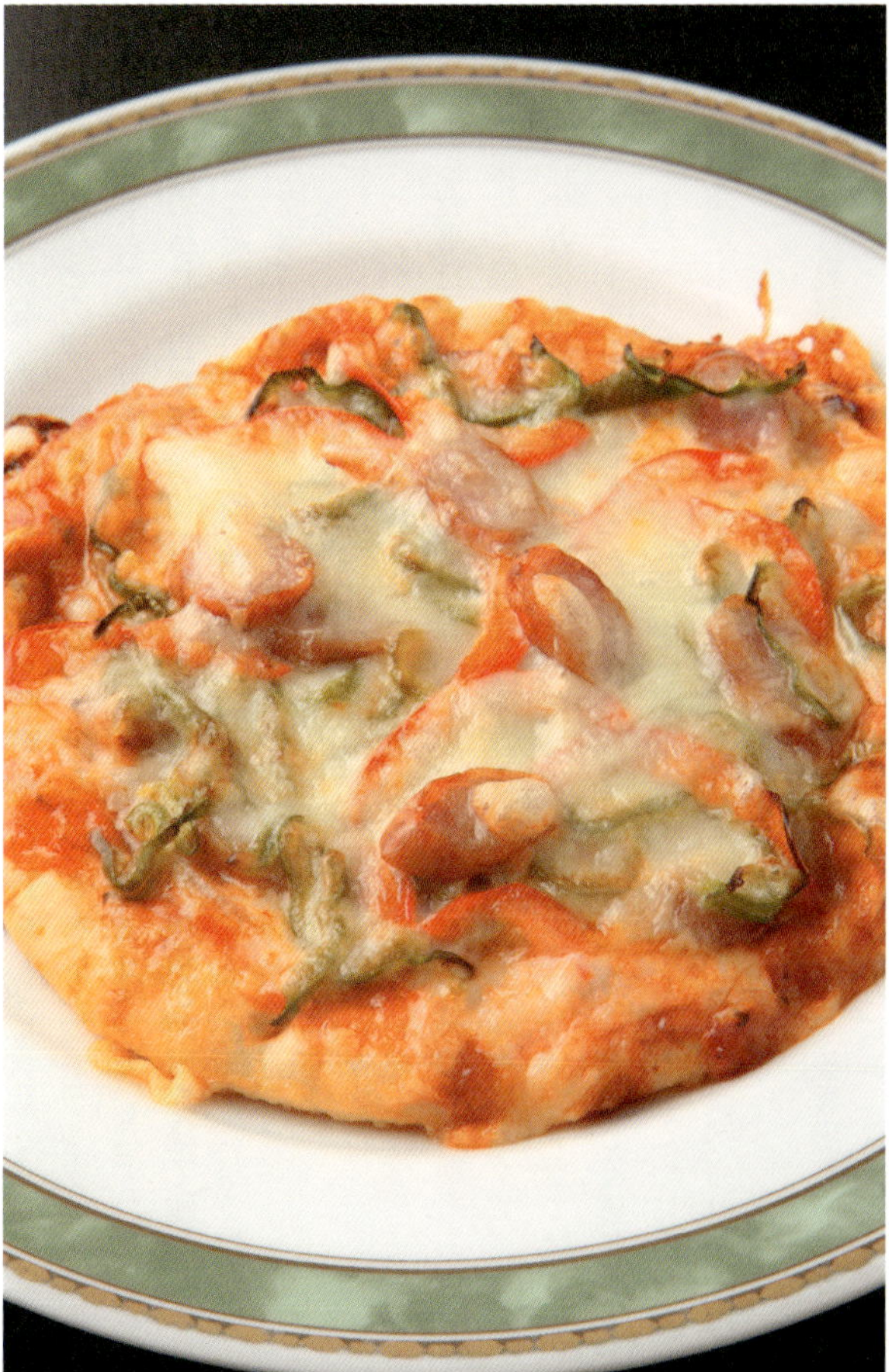

普段の食事で選択したピザが美味しかったので、それにウインナーを多めでとリクエスト。台は市販だが、トッピングは自家製。美味しい美味しいと連呼する成澤さん。

和歌山県みなべ町で生まれ育ち、戦後の高度経済成長期に大阪、東京、山梨、長野、名古屋などの建設現場で働き暮らしてきた成澤さん。大型トラックに乗っていた時期は、『トラック野郎』さながらに日本全国津々浦々を走っていたそうだ。箱いっぱいに詰められたご家族の写真を広げながら、2度の結婚と離婚を経て離れて暮らすようになった2人の息子さんの幼い頃のこと、嬉しかったこと、悲しかったこと、楽しかった食事、いろんな人生の風景を訥々《とつとつ》と聞かせてくれた。

病気になってからは、味覚が変化するのか食べたいものが変わるんです。それでここに入院してから食事日記をつけるようになりました。お肉を受け付けない時期もあったけど、今はまた美味しく感じるね。この病院は普段の食事も選べるメニューが多くて、ハンバーグやちらし鮨、牛丼に焼きそばにいろんなものを食べてますよ。リクエスト食では、レアで焼いてもらったステーキも美味しかったねえ。今はウインナーが妙に美味しく感じるので、前回はウインナーたっぷりのミックスピザを頼んだんです。店で食べるみたいに旨かった。そうそう、冷蔵庫にも魚肉ソーセージを入れてあって、今は2本一気に食べられます。不思議なもんやね。

自分の親父は豆腐屋をやってました。夜中の3時には布団から抜け出して、毎朝豆腐を作る。実家は和歌山の海も山も近い田舎で、すぐそばにきれいな川が流れてたので、豆腐作りの命となる水が良かったんです。親父の豆腐は美味しいと評判が良くて、自分たち子どもも自転車で配達を手伝ってました。だからうちは貧乏できょうだいが多いのに、みんなが一人一台自転車を持ってたね。

ただね、大豆は価格が安定せず、豆腐作りは手間の割に儲からない。それで親父は兼業で大工をしてたんです。手先が器用でとにかく働き者でね。基礎工事から自分で柱を打って全部一人でもやる。近所の頼まれごとで小さな修理なんかも請け負って、見栄を張らないで仕事があれば何でもやった。一番上の兄貴の学費を稼ぐために、親父は単身でダムの現場にも行きました。そんな親父と同じように、自分も体を使って何かをつくる職人仕事が性に合ってた気がします。後に山梨や長野の建設現場に入っていったのは、親父の背中を見ていたからかもしれんね。

現場を渡り歩いた波乱万丈の半生

自分が大阪に出たのは、高校中退して、18歳で免許を取ってから。最初の結婚をした当初は、スクラップ屋をやっていたけど1年半で570万借金をつくって計画倒産。27歳のとき、昭和50年頃かな。最初の結婚もそれでだめになったね。

これは2度目の嫁さんとの結婚式の記念写真。嫁さんがきれい？　面くいだからね（笑）。嫁さんとは、商売が失敗して東京に出たときに会いました。銀座にある白いばらというナイトクラブでナンバーワンの女の子だったんです。店には友人に誘われて2～3回行っただけだけど、気が合って遊ぶようになってね。

嫁さんを連れて東京を引き揚げたあとは、山梨に移り住みました。当時、山梨は山を貫通する大きなバイパスを建設中で、この写真は、自分も関わって基礎工事から2年ほどかけて造った橋です。山の中の現場は緑に囲まれて景色も空気もきれいで気持ちがいいよ。自分が育った和歌山も田舎だから、やっぱり自然に囲まれるのは好きやね。

山梨は5月頃になると桃の花が咲くんです。東京方面から車を走らせて山梨が近づいてくると、前方がだんだんと桃の花のピンク色に染まってくる場所がある。まるで桃源郷ですよ。桃も林檎《りんご》も、とにかく果物が旨い。近所には果物農家があって、「おじさん、ひとつもらうよ」って声をかければ、ひょいともぎ取って食べてもいいんですよ（笑）。

あとになって、長野オリンピック関連の現場でも働きました。長野は羊、ジンギスカン鍋が最高。その現場では、自分はとび職の親方みたいな感じに何百人をまとめていて、仲間と広っぱで羊を焼いて食べたのも美味しかったね。

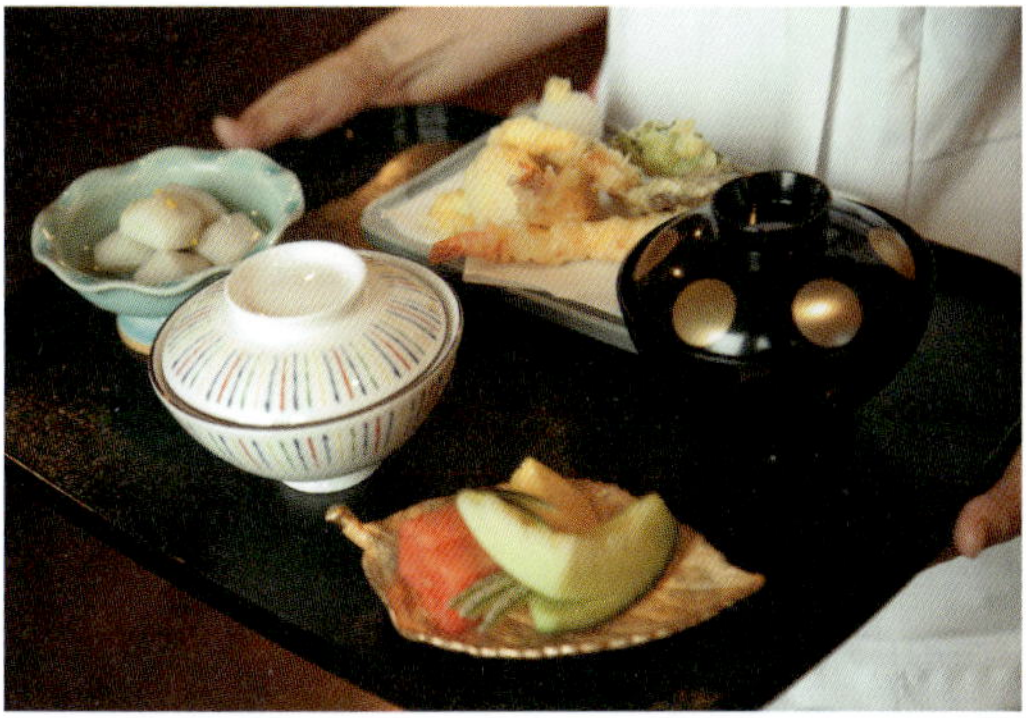

出来たてのリクエスト食が、温かいうちに病室に届けられる。

名古屋に移って順調に働いていた頃に、トヨタショックが起きて現場がぜんぶキャンセルになった。その頃にはもう60歳になっていたから高所には上がらせてもらえなくなって。それまでは職人として自信満々に生きてきたけど、時代もあるのか職にあぶれて困るようになってね。そんなとき知り合った古紙回収会社の社長が面倒を見てくれたんです。でもある日、仕事中に、古新聞を持ち上げる腕が上がりにくくなって、痛い痛いと思っていたら、後になって病気がわかったんです。でもその時点ではもう末期のがんで手術はできませんって。

食で思い出す家族との時間

話が戻りますが、2度目の結婚した前後は、大型トラックを走らせてましてね。離れ小島以外は日本中ほとんど走ったんじゃないかな。嫁さんがついてくることもあってね。嫁さんは魚が好きだったから北海道では2人で石狩鍋をつついたり、青森は剣先はもちろん、するめでもとにかくイカが旨かった。その土地で名物のラーメン屋だとか壊れそうな食堂なんかにもトラックを停めて2人で店に入って、あそこは美味しい、いや美味しくないなんて言うのが楽しかったね。漁港を通ると販売所に寄って魚を買って、家でさばいて食べることもありました。生まれの和歌山は魚が豊富でしょう。親父が魚をおろすのを見ていたので、自分も三枚におろして刺身にできますよ。

それで思い出すのは、息子たちのことなんです（写真を数枚出す）。

長男はトラックに乗せて走ったけど、次男はまだ小さくておしめだから無理でね。依怙贔屓《えこひいき》したつもりはないけど、下の子は何かとお下がりが多いのも寂しかったかもしれんね。次男は「お父さん嫌い」となって。次男のことを思うと辛くて涙が出て……。

子どもたちがまだ小さい頃に2度目の離婚して、2人とも嫁さんが引き取って育ててくれました。自分は何も言えません。もう20年以上、息子たちとは音信不通でしたが、ここの病院の方が長男と連絡を取ってくれたんです。嫁さんの実家の電話番号からたどって。もう驚いて嬉しくて。この間、長男が孫を連れてここに会いにきてくれたんです。顔を見た瞬間にもう……。次男にも一目会いたかった。でも言ってもしょうがない。自分があほなのはわかってます。

少し先だけど、長男が誕生日なんです。でも自分はいつ逝くかわからないでしょう。それで病院が気を利かせてくれて、誕生日パーティーを今夜開いてもらえる予定なんです。そのパーティーの料理をみんなで食べながら過ごします。最近は自分でも少しずつ弱ってるのがわかるけど、死ぬのが怖いことはありません。でも今日は孫を抱けるのが楽しみだから、心臓にはもう少し頑張ってもらわないと困るね（笑）。

リクエスト◉いつも家族で囲んだすき焼き

「何かご馳走でも、
というときは、うちは必ずお肉。
男の人が鍋奉行になって、
家族ですき焼き鍋を囲むの」

井川千代恵さん（80歳・肺がん）

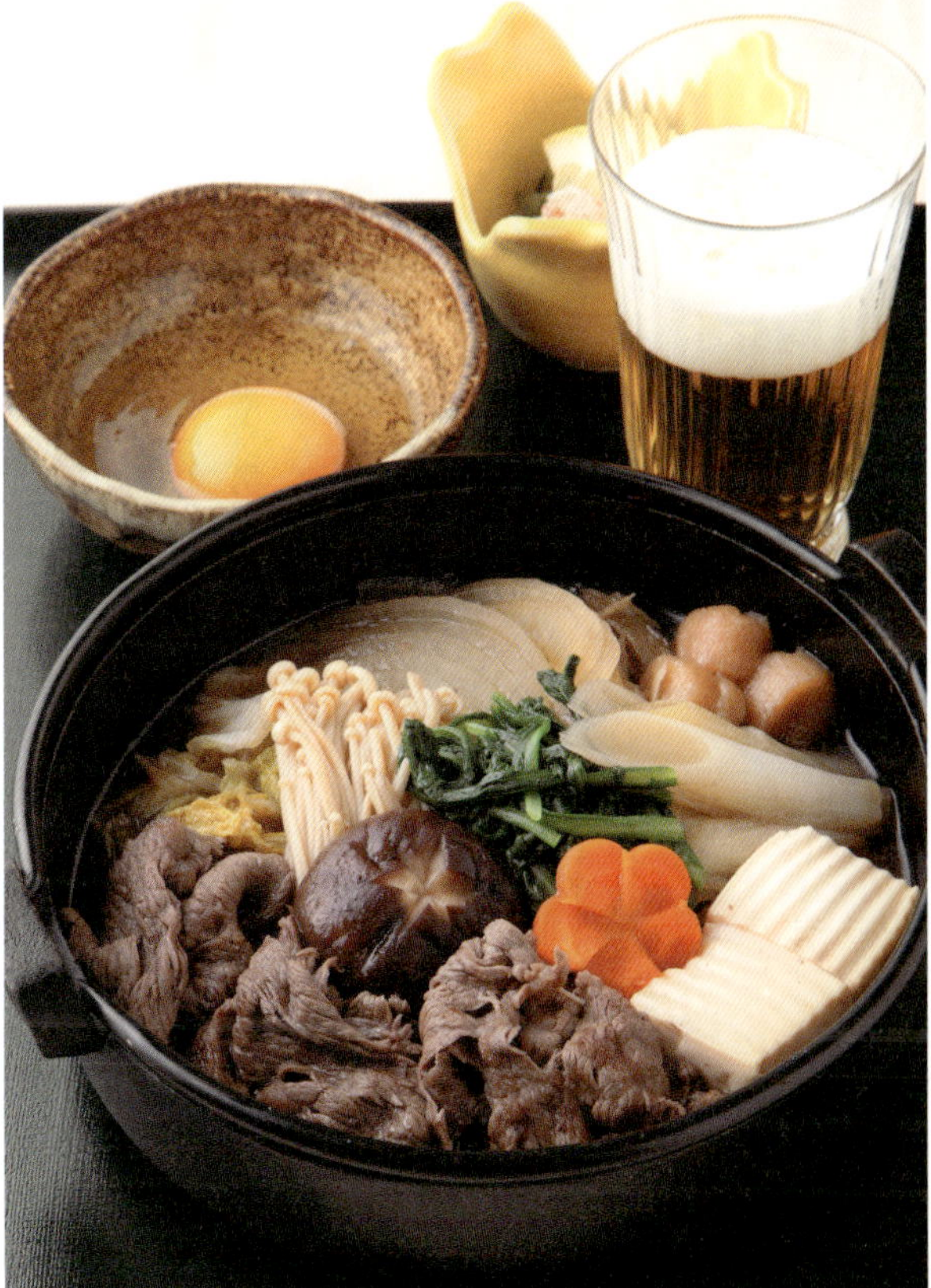

肉の旨みをたっぷり吸ったお麩や玉葱などに、丁寧な包丁仕事を感じる人参や椎茸。千代恵さんも、お家でそうされてきたのかビールを一口。いっそう表情が緩んだ。

大切に可愛がられて育った一人娘がそのまま年を重ねたような千代恵さん。おっとりとした口調で語られる言葉には、いつも「ふふふ」と柔らかな笑い声がついていた。大学まで進学した3人のお子さんたちは、今も揃って京阪神にお住まいとあり、交代で病室に泊まりにこられるそうだ。すき焼きをリクエストした週末の晩ご飯どきには、末っ子の知子さんや長男の広行さんからもお話をうかがった。広行さんのビールを目にして、「少しちょうだい」と注《そそ》いでもらったグラスに美味しそうに口をつけたあと、千代恵さんはやっぱり「ふふふ」と笑われた。

うちの親がお肉が好きでしてね。買い物についていくと、母が「今日はお肉にしよか」と選ぶのが、私も嬉しかったんです。父は会社員で、特に裕福なわけではありませんし、当時はお肉はご馳走ですから頻繁にではないけど、よくすき焼きをしてくれましてね。

戦前はもちろんクーラーなんてまだない時代でしょう。夏だと家中の窓を開け放して、父がすき焼きの鍋を出してきて肉を焼くんです。みんなで汗をだらだら流しながらもすき焼き。普段は父が台所に立つことはありませんでしたけど、すき焼きだけは鍋奉行でした。ふふふ。味付けですか。大阪生まれの大阪育ちなので、割り下は使わない関西風でしょうか。他の土地の味はようわかりませんけど。

昭和8年生まれで、私が9つのときに弟が生まれました。弟が数えで3つになったとき、今でいう赤痢が近所で流行りまして、最初に私が罹《かか》ったんです。それが弟にもうつったんですが弟は可哀想に治らなくて。だからずっと一人っ子みたいなもので、両親には可愛がられたんでしょうかね。肉をステーキみたいに焼く日もあって、そういうときは一人っ子だからか、子どもの私にも大人と同じように1枚焼いてくれました。薄っぺらいお肉でしたけど、美味しかったですね。

すき焼きだけは「男が担当」が家族の伝統に

結婚したのは22歳です。長男と次男と、末っ子が娘。みんな結婚してそれぞれが所帯を持ってからは、主人と実母の3人暮らしになりました。主人は8年前に他界しましたが、お魚も好きな人で、自分で三枚におろしたり、煮付けたり。でも他は私が料理を作るのですが、いつからクセがついたのか、すき焼きだけは必ず主人がしてくれてたんです。私の父が昔にやっていたのと同じように。肉を焼いて、鍋の様子を見ながら、「ほら、できたよ」ってみんなを呼ぶんです。ふふふ。

それとね、うちの母はよっぽど肉が好きだからか、主人が鍋をしている横から口を出すんですよ。

まず鍋を熱くして牛脂をひきますでしょ。それから肉を入れて白菜や葱や麩、いとこんなんかを入れるんですが、鍋をのぞいている母が、「もうちょっと置いとかな、脂が出えへん。味が出えへん」って。牛脂が溶けてその出汁が出るからどうのこうのって。ふふふ。母は88で亡くなったんですが、その年の9月までお肉をぺろっと食べていましたよ。急に残すようになったと思ったら、その3カ月後に逝きました。ほんとにぎりぎりまでお肉を食べてましたね。ふふふ。

知子さん　家族で何かご馳走といえば、うちはすき焼きしようかってね。うちは兄2人と男の子が多いので、私がぼうっとしているうちにお肉はなくなりました（笑）。

広行さん　あのね、僕もすき焼きだけはやるんです（笑）。いつの間にかうちではすき焼きは男がやるという伝統になってるんですねえ。盆や正月には実家に帰るでしょ。そのときはやっぱり「すき焼きしよか」って。それで父と同じようにね。

千代恵さん　そうそう、脂をひくところからね。それにこの子は、いつも美味しいお肉を持ってきてくれるんですよ。

広行さん　加古川に住んでいるので、神戸牛を安く買えるところがあるんです。母はお肉が好きだから、それを買って帰るんです。あ、来た来た。

――すき焼きが運ばれてくる。調理師、看護師、ご家族で記念撮影。

いただきます。ああ美味しい。濃さも甘さもぴったしです。ええお肉を使っていただいてます。人参も包丁でこんなきれいに切っていただいて。はい、息子のビールをお相伴で。ビールは何カ月ぶりやろうね。ああ美味しい。1週間にいっぺん、こうして好きなものいただけるなんて、他の病院にはなかったですね。今日で3回目です。これからだんだんと贅沢を言うかも。ふふふ。

私は兄弟姉妹もいないし身内が少ないですけど、結婚してからは主人の身内がようしてくれて、子どもも元気で賑やかにしてました。この子は主人の妹の子ですけど、こうしてのぞいてくれるんです。家計は裕福ではなかったですけど、男の子は国公立の大学に進学してくれて助かりましたしね。私ひとりのこととしては、親には一人っ子で大事に育ててもらって、またこうして病院でも大事にしていただいて、子どもたちや身内にもね。おかげさまでね。ありがたいです。

リクエスト食を支える人たち 4　池永昌之さん（医師）

「食」に込められたメッセージ

病院にとって「リクエスト食」とはいったい何なのだろうか。池永昌之副院長にそう訊ねると、間を置かず答えが返ってきた。

「ホスピスで患者さんのお世話をする私たちは、『私はあなたのことを大切に思っている』という思いをそれぞれの立場で患者さんに伝えることが大事。医師が患者さんの肉体的な苦痛をやわらげる薬を処方することも、看護師が時間を掛けて丁寧に体を拭くことも、ホスピスで行われるケアはすべてその表現方法とも言えます。リクエスト食は栄養士や調理師が考えた、自分たちにできるその表現のひとつの形として始まりました」

一人ひとりがまったく異なる献立を希望する「リクエスト食」は、単純に調理の手間もかかるしコストパフォーマンスが悪いことは想像に難くない。聞けば、厚生労働省の食事療養費の制度内で実施されているが、超過した食材費は病院が負担しているそうだ。

大人15床のうち8床は個室料が無料。それぞれに食事代などはかかるが医療保険が適用されるので一般の病棟と同様の自己負担で済む。つまり、この病院の「リクエスト食」は高額の入院費を払った人が受ける特別なサービスの類いではなく、ホスピスを必要とする私たち誰もが受けられるケアのひとつといえるだろう。

確かに最近では医療の現場でも食の重要性が再認識されていて、食事提供に力を入れる病院も増えている。しかしここまで個別の献立から盛りつけにまでこだわった取り組みはあまり耳にしたことがない。

池永先生は、患者さんに対してそうなのか、誰にでも聞き取りやすいようなよく通る声で丁寧にゆっくりと話す。柔らかいのにどこかきっぱりとした口調で、こう続けた。

美味しい料理を提供するだけならば、患者さんが出前を取ったり、家族に持ちこんでもらったり、病院が有名なシェフを呼んで料理を作ってもらうというやり方もある。そうではなくて一人ひとり違う人生を持った患者さんに、個別にできることを病院として提供する。そのことが患者さんの『自分は大切な存在である』という意識につながる。そこに意味があるのだと。

取材中、ホスピスに転院する前の一般病院で、治療・回復のために「食べることが大事だ」と繰り返し迫られた経験を何人かの患者さんから聞いた。責められているような気分になり、それが何より辛かったと涙ながらに話された方もいた。

「どの病院でも患者さんのためを思って栄養管理の行き届いた食事を提供します。ただ、効率や経済面を優先して病院で出す食事をおろそかにしてきた部分もあります。栄養はあるけれど美味しいと思えない食事はやはり食べられません。また、出された食事を完食すればいいというわけでもない。美味しいと思って食べてもらうことが大切なんです」

もうひとつ気になっていたことを訊いた。このホスピスに転院してから、血色が良くなった、元気になったという話を、患者さんやご家族から幾度となく耳にした。その度に私まで嬉しくなり、このままお元気になられるのではないかという、いささか過剰な期待まで持ちそうになった。でも、実際はどうなのだろう。好きなものを食べることで、医学的に病状が回復する、数値が良くなるということはあるのだろうか。そう訊ねると、池永先生は「マスコミの方はそういうことに関心を持つんですね」と少し心外そうな表情を浮かべて、でも丁寧に説明してくれた。

「ホスピスでは患者さんの痛みを少しでもやわらげるために、医師は薬の処方をかなり細かく調整しています。結果、苦痛が軽減されることで、食欲が戻ることも多い。また、辛い闘病生活で失いかけた希望を、看護師たちによる手厚いケアで再び持つようになると、表情は明るさを取り戻し血色が良くなる場合もあります。気持ちが前向きになると食べることが楽しくなりますよね。食事が病状を劇的に変えることはありませんが、食を含めたケアのすべてがつながると、患者さんの心や体の痛みを少しでも軽減することができるのではないでしょうか」

池永先生は、医学部を目指していた高校時代、淀川キリスト教病院のホスピス開設を報道で知った。医学部を受験するときには、すでに将来ホスピス医になることを意識していたそうだ。

「死というものがずっと怖かったんです。死とは何だろうとよくわからないから。ホスピスで医師として従事すれば、何かしら答えを見つけることができるのではないかと考えました」

研修医として淀川キリスト教病院に入職したのが1990年。内科医などを経て、以来、ホスピス医として患者さんのケアに深く関わっている。

「ホスピスは医師主導ではありません。医師と看護師が十分に話し合って決めていかないと問題が起きます。対等か、あるいは看護師の方が立場は強いくらいですよ」

その話に頷けるように、池永先生をはじめ、このホスピスで会う医師には一般病棟の医師とは異なる空気感がある。個人的で乱暴な印象だが、医師にありがちな高圧的な気配がないというか。それは開かれた姿勢によるものではないかと感じていた。

「以前に、痛みを我慢する患者さんがいました。お話を聞くと、大学紛争の際に学生運動をされていて、仲間を数名亡くされている。自分はその生き残りだから、この痛みに耐えながら亡くならなければいけないのだとおっしゃいました。痛みを我慢する態度で、薬の嫌いな患者さんだととらえてしまえばそれまでですが、背景を聞くことでその患者さんがいろいろな痛みを持ってこれまで生きてきたことを知ります。今の痛みを取ることも大事だけれど、これまでの人生で抱えてきた痛みも知ってお世話することがもっと大事だと思います」

医師は、薬を使って痛みをやわらげることはできても、それ以上のことはできない。薬を使っても完全に取れない苦痛もある。毎日病室をのぞいて声をかけながら雑談をしながら、患者さんの人生を知り、個別のケアに結びつけるという。

リクエスト食のインタビュー対象の患者さんは、池永先生がこうした雑談の中で食べることに関心が高いと知った方や、お喋りが好きな方を中心にご紹介いただいた。

取材中、患者さんに付き添うご家族からも話をお聞きできる機会が多かった。部屋の種類はあるが、いずれもご家族との時間を大切に過ごせる空間になっている。

「本人は命の限りを受け入れていても、家族は辛いと感じている場合もあります。そうしたご家族のケアはもちろん、リクエスト食のように家族が集まるきっかけを作るようなケアもある。患者さんが亡くなるまで、家族にとって意味のあるお世話ができたと思うことは、家族が残りの人生を生きていくなかでとても大事なことです。ホスピスでは、患者さんの意識がなくなってきたら、家族のケアを特に大切にしていきます」

　ホスピスには、大きく分けて病院内病棟型と独立型がある。簡単にいうと、病院内の一病棟としてホスピス緩和ケア病棟を持つのが病院内病棟型ホスピス。独立したひとつの病院としてホスピス緩和ケア病棟を持つのが独立型ホスピスと呼ばれている。それぞれにメリットとデメリットがあり、ここのような独立型ホスピスに入院することは、患者さんやご家族には気持ちの整理などでハードルが高いだろう。ただ、独立型だからこそ可能なケアなどもあり、ケアの自由度は上がったと池永先生が話してくれた。

　例えば、24時間面会が可能となりご家族はいつでも病院に来られる。また、病院の屋上には外部から部外者が立ち入らない、患者さんに安心の空間をつくることができた。外出のままならない患者さんにとっては、近所を散歩するような気晴らしの時間を生んでいる。私も何度かお邪魔したが、患者さん同士が青空の下でリラックスしてお喋りに興じている光景を何度も目にした。そして、ここでは生を全うされた方には、生きている方と同じように正面玄関からお帰りいただくそうだ。そのときに、顔に覆いをかぶせることもしない。これは一般病棟にある病院内病棟型ホスピスでは難しいだろう。このホスピスのスタッフのそれぞれが持つ、「私たちはあなたを大切な存在として迎えています」という思いは、そうした最期のケアまで強くこめられている。

エピローグ——Oさんのぜんざい

今回お話を聞かせていただいた患者さんのほとんどは3度以上お会いすることができた。中には、5度、6度と病室にお邪魔した方もいる。どなたに何度お会いできるかは、予測がつかない。前日お元気だった方に、翌日はもうお会いできないこともあった。

小さなか細い音量で言葉少なではあったが、鈴の音が響くような声が印象的だった女性のOさんには2度、お話を聞く機会があった。時折、息が苦しそうなご様子で、インタビューを中断しましょうかと声をおかけしたが、「大丈夫です」といつも笑顔を向けて、こちらのぶしつけな質問にもにこにこと答えてくださった。

3度目の機会が巡ってこなかったため、残念ながらOさんの大好きなぜんざいの作り方を教えていただくことは叶わなかった。そのためにリクエスト食について、実はほとんど書くことができない。

Oさんは、山登りの話題になると珍しく口数が増えた。心から山を愛しているようだった。こうしてOさんについて書いていると、山登りとぜんざいについて口にするときに、濡れたように黒くてきれいな瞳が、生き生きと表情豊かに輝いたことを思い出す。

生まれは東京ですが、小さな頃に親の転勤で大阪に来て、それ以来はずっとこちらです。はい、舌は大阪の味になっていますね。

高校卒業後は生命保険の会社で4～5年働いていました。内勤でしたが目の回るような忙しい部署で、仕事は毎晩遅くまで。それもあってそちらは辞めて公務員試験を受けて、大阪市の中学校の職員に転職しました。それからは勤務時間も規則的になって、きちんとお休みも取れるようになりました。

休日は山登りによく出かけていましたね。熱心に登るようになったのは30代の頃からでしょうか。高校時代に山登りのクラブに入っていたのですが、そのときの先輩や後輩をはじめ、学校の職員仲間と一緒に登ることが多かったです。

特に思い出すのは、夏休みを利用して登った槍ヶ岳です。高校時代のクラブの仲間と先生も一緒に、7人ほどのグループでした。山小屋に2泊しながら、はい、登るのはしんどいです。でもあの素晴らしい景色を目にしたら、そのしんどさはもう忘れてしまうんです。夏山ですから緑も鮮やかで、可愛らしい鳥の鳴き声がどこからともなく聞こえてきたり。肌にひんやりとあたる空気が本当にきれいで気持ちがいいんですよ。

日中の登山で体力を消耗しきって疲れ果てているので、山小屋では横になったらすぐに眠りについて。山では男とか女とかみんな気にしませんから、男の人も一緒にごろ寝(笑)。そういえば槍ヶ岳は女性は私ひとりでしたよ。

山は、朝の空気が美味しいんですよ。朝ご飯を食べたらお弁当用におにぎりを作って、それを持ってまた登ります。北アルプスの燕岳《つばくろだけ》や、栃木県の太郎山なども思い出深いです。山は登れば登るほどまた行きたくなるので、下山したらすぐに次はどこに登ろうかと仲間と話をするのも楽しいですね。

私は食にはさほどこだわりがなくて、好きなおかずといったら魚のフライくらいでしょうか(笑)。普段の食事も簡単なものばかりで、家で凝った料理はしませんでした。

入院してからは甘いものが食べたくなって、リクエストではいつもぜんざいをお願いしています。少し皮の残っている粒あんが好きなんですが、ここのはちょうどいい甘さと固さで美味しいですよ。自宅でも小豆を炊いてときどき作っていました。そうですね、小豆は好きですね。

ぜんざいの作り方ですか？　特別なものではないと思いますが。ええ、小豆を水に浸けておいて。はい、じゃあまた次のときにお話ししますね(笑)。

おわりに

私はあなたを大切に思っている。

「死」を前にした末期の患者さんに対してホスピスで行われているケアは、このメッセージを伝えるための表現方法なのだとお聞きした。

自分という人間が、誰かにとってかけがえのない存在であると意識することで、人は自分の「生」を大切に思うことができる。ホスピスは「死ぬ」ための場所ではなく、最期まで「生きる」ための場所なのだ。

ホスピス医療の従事者でもなく、余命宣告を受けた当事者でもその家族でもない私が本書で伝えたいことはいったい何なのだろう。そう自問しながら、患者さんの元に通い、「死」を前にした人の言葉を文字に残す意味を考えていた。今この「おわりに」を書きながら、それは「ここに最期まで生ききった人がいる」ということを伝えたい、つまりそれに尽きる気がしている。

本書の取材をしている2年の間にも、がんに倒れた知人が3人いた。

体力を回復して治療を再開するつもりで移った病棟型ホスピスで、夫や子どもたちに見守られて息を引き取った人。まだ小さなお子さんがいる母親で、家族が暮らす自宅で在宅ケアを受けながら家族のそばで最期を迎えた人。一般病棟でがんと戦い抜いて眠りについた人。三者三様、それぞれのやり方で彼、彼女らは生ききったのだと感じている。

終末期をどこでどう過ごすかは、今ほんとうにさまざまだ。

何度か触れているが、取材させていただいた淀川キリスト教病院ホスピス・こどもホスピス病院は完全独立型ホスピスで、この形態のホスピスはまだ全国にも数えるほどしかない。病棟型ホスピスや在宅ホスピスをはじめ、他の独立型ホスピスを知らないので比べるのも乱暴だが、こちらの環境はとても恵まれているだろう。通常より材料費の掛かるリクエスト食は、病院が不足分を負担して実施されている。前述したが、成人15床のうち8床は個室料が無料で提供されている。経営的にはこのホスピスだけだと赤字だが、淀川キリスト教病院グループがあってこそ成り立っていると聞いた。つまり、リクエスト食はこの病院だから実現可能なケアなのだ。

看護師の和田栄子さんがこんなことをおっしゃっていた。

たった15床のこのホスピスに入りたくても、限られたベッドの空きを待つ間に、痛みに苦しみ、そして力尽きてしまう人も少なくない。さまざまな恵まれた背景によって作られた、ある意味夢のようなこの空間が存在する意味とはなんなのだろう。いろんな医療機関がある中で、どういう意味があってここがあるのだろうとよく考えるのだと。私にもわからない。ただ、このホスピスで自分の生や家族の存在に感謝する人の姿に、私は何か希望のようなものを感じて、この場があることに感謝せずにはいられなかった。

末期の患者さんとお会いするようになり、私が最初に強く感じたことは、「死」が近づいているとしても、生きている限り、人はやっぱり死から遠ざかっているということだった。末期であってもまだ食べたり話したりができる方に限られていたせいもあるだろうが、お会いした方はみんな、翌日の食事を楽しみにされていて、つまり前を向いて過ごされていた。近い未来に「死」が見え隠れしたとしても、人が生きるということは前に進むことなのだ。

正直なところ、皆さんの限られた時間に、「初めまして」とのこのこ乗りこむような行為について、どこか申し訳ないような思いがあった。医師でも看護師でもない、食で患者さんをケアするのでもない。私という人間は、この人の人生にとって何の意味があるのだろう。貴重なお時間を奪うだけではないのか。

そんなふうに立ち止まったとき、すがるように思い出すことがあった。それは副院長の池永昌之先生から教えてもらった、病院としてこの取材に意味があると判断した理由のひとつである「自分史セラピー」というものだ。

自伝療法とも呼ばれる自分史セラピーは、ニュージーランドにあるホスピスで始まった療法で、例えば、ボランティアの元新聞記者が、末期がんの患者さんに自伝を書きませんかともちかける。子どもの頃、学生時代、結婚生活など人生を振り返ってもらいながら、嬉しかったことや患者さんにとって大切なことを思い出してもらう。患者さんご自身にまとめる力のない場合は（ほとんどの場合はそう）、取材者が文章にまとめる。文字にしたものは、可能であればご本人に、そして家族にも渡す。

そんなふうに、第三者に対して自分のことを話すうちに、患者さんは人生を改めて確認したり、何かに気付いたりするのだという。また、患者さんが遺したい思いを文章にして家族に受け継いでもらうことは、患者さんから家族への贈り物になるともいう。

この本も、そうしたものになっていればいいなと勝手ながら感じている。

悲しいこともあったが、実は取材をしていて嬉しいことの方が多かった。

それまでの食事を振り返ることは、楽しい風景を思い出す時間ともなり、取材時の病室は、いつも驚くほど笑い声に満ちていた。「リクエスト食」という「食」を通したケアが持つ、明るく親密な「場」を生む強い力を目の当たりにすることも多かった。

ご家族が同席される中でのインタビューでは、患者さんがふと漏らしたひと言に、娘さんや息子さんが「そんなこと今まで聞いたことがなかった」と驚かれる場面も多々あった。逆に、ご家族が口にした言葉に患者さんが涙ぐみ、ありがとうありがとうと何度も繰り返されることもあった。それはまるで、第三者の私の存在が、家族の物語を再編するきっかけとなったようにも感じられた。そのたびに、私は大きな贈り物をもらったような気がして、胸がじんわりあたたかくなった。

病院には30回以上通っただろうか。

取材は、栄養士の大谷幸子さんが「リクエスト食」の聞き取りで病室を回る際にまず同行し、その後は私ひとりが病室にお邪魔するという流れとなった。急かす《せ》ことも押しつけることもなく患者さんの言葉に耳を傾けるという大谷さんの姿に、今回の取材を示唆していただいた気がしている。

池永昌之先生には、患者さんへの取材打診から始まり大変お力添えをいただいた。看護師の皆さんには、たびたび仕事の手を止めたのではないかとお詫びもしたい。とりわけ看護課長の和田栄子さんは、細かな相談にも乗っていただき、取材が終わって帰る際にはいつも見送りまでしてくださった。私もケアしてもらったのだと感じている。調理師の高藤信二さんには、患者さんのリクエストメニューを見事に再現していただいた。そうそう、その撮影時に私は初めて患者さんが口にされていた料理を試食したのだが、とても驚いた。どの料理もそこらの街の食堂より本当に美味しかったからだ。患者さんが美味しいと連呼したことに改めて頷いた。広報の伊藤磨紀さんを始め、病院関係者の皆さんのご協力のおかげでようやくまとまりました。改めて御礼申し上げます。

　また再現献立を美味しそうな写真におさめてくれた福森クニヒロさん、リクエスト食を取材しませんかと最初に新聞記事を送ってくれた編集者の杉田千種さん、手間のかかる編集作業から二人三脚でじっくり併走くださった幻冬舎の伊東朋夏さん。本当にありがとうございました。

　そしてなにより、本当に貴重な、あまりに限られた時間の一部をいきなりの部外者である私にくださった皆さんとご家族に心からの感謝を申し上げます。お話を聞かせてくださった方々が、この本を読んだらどう思われるだろう。お訊ねするのは怖いけれど、それぞれのお顔を思い浮かべてみると、取材中にそうだったように、どの方も笑ってゆるしてくださるような気がしている。皆さんから、とても大きなものをいただきました。

　お一人おひとりのご冥福を心よりお祈りいたします。

２０１５年８月

青山ゆみこ

文庫版のためのあとがき

『人生最後のご馳走』文庫版を手に取っていただき、ありがとうございます。

２０１５年秋に単行本化されてから、ちょうど4年にして文庫という形でまた書店に並ぶことになりました。

２０１６年には韓国語翻訳版が発行され、インタビューさせていただいた患者さんのご家族の皆さんとは、そのとき以来のご報告も兼ねてお話しさせていただく機会となり、改めて病床でインタビューにご協力いただいた皆さんのことを思い出す時間ともなりました。

ご家族の皆さんからは、「お元気でしたか」とこちらがお気遣いいただくことばかりで、思い返せば、取材の際にもいつもあたたかく受け入れて見守ってくださっていたなあと、改めて感謝の思いです。

4年というのは長いような短いような、実感はあまりないのですが、いろいろな変化がありました。淀川キリスト教病院のホスピスにも、私自身にも。

まず、本書で紹介しているように、淀川キリスト教病院のホスピスは、取材時は独立型ホスピスでしたが、２０１７年3月以降はホスピス・緩和ケアを充実させることを目的に、成人の「ホスピス緩和ケア病棟」として大阪市東淀川区柴島にある淀川キリスト教病院に機能移転しています。

その際、ベッド数は以前の15床から27床と倍近くに増やされたため、「順番待ちで入院するのが難しい」ということがほとんどなくなっているそうです。もちろん、27床の入院患者のなかでご希望されるどの方にもリクエスト食をお出ししています。

また、以前は管理栄養士さんが一人でリクエスト食の聞き取りをしていましたが、今は調理師さんと二人で病床にうかがうようになったそうです。

患者さんが思い描いた料理を再現するために、「作り手」である調理師も聞き取りに立ち会うことで、よりご希望に沿う料理をお出しすることができるからです。

取材時に管理栄養士として患者さんの言葉に耳を傾けておられた大谷幸子さんは定年退職されましたが、後任の方にリクエスト食への思いはしっかりと受け継がれています。

残念なご報告もあります。

多発性骨髄腫で余命3カ月の宣告を受けて入院されていたけれど、血液検査の結果が良好になり、約9カ月後にはホスピスのケアを必要とする状態ではなくなり、退院された山本ヨシノさん（仮名）。お孫さんが暮らす名古屋に移り、高齢者介護施設に入居されたという後日談を添えました（p107）。

２０１５年に単行本が出版される直前のことでした。実は山本さんが他界されたという報《しら》せを姪御さんから受けました。移られた施設の「お米が美味しくない」と食欲が減退し、次第に気力も衰えて、体調が悪化してしまったのだそうです。

姪御さんはこんなふうにおっしゃっていました。

とても残念で悲しいけれど、淀川キリスト教病院のホスピスで過ごした間は、美味しい美味しいとご飯を食べて、好きな本も読めて、生きることを楽しんでいた。叔母にとっては幸せな時間だったのではないか。「食べるってほんとに大事だと思ったわ」と。

そして、最後に私事について。

単行本が出版されてから約2年後。私は、身近な家族として初めてとなる、母の看取りを経験することになりました。

母は最後まで治療を諦めず、退院後の生活に夢を持っていたため、ホスピスに入院することはできませんでした。お酒を一滴も飲まない人でしたが、社会問題にもなっているC型肝炎のキャリアで、肝硬変が徐々に進行し、肝がんも併発しました。

母は、それまでの約16年間、脳梗塞の後遺症で半身麻痺になった父の介護を一人でしていたのですが、体力の限界から、父が介護専門のホームに入所することをようやく母自身が納得しての、安静のための入院のはずが、容態が急変して、２週間であっけなく逝くことになりました。

母の入院中、毎日のように病院に通う際に、思い出したのが、リクエスト食の取材時に「自分が食べたいものなら食べられる」という患者さんの姿や言葉でした。母も、食欲が衰えている上に、病院食はやっぱり味気なくて、食べることにも楽しみを感じられず、苦痛と不安が勝って気力までなくなってくる。

その急性期の病院には、残念ながら「リクエスト食」はありません。その代わりに、私が母の食べたいものを訊いて、お弁当にしたり、好きなかぼちゃのスープを持ち込んで温めて勧めてみたり。

ある日、病院の帰りにスーパーで蛤《はまぐり》を見つけました。貝は肝臓に良いので、蛤ご飯にしたらどうかと主人に提案され（貝の効能は人によって違いがあるそうです）、翌日、蛤ご飯におかずを添えて曲げわっぱのお弁当箱に詰めて持っていき、「（主人が）肝臓に良いと言ってたよ」と伝えると、母はお弁当箱の蓋を開けるなり、「まあ美味しそう、嬉しいわ」と目を輝かせて、蛤をすべて食べてくれました。主人の気遣いも嬉しかったのかもしれません。

明日も蛤ご飯が食べたいわ。

そう笑った翌日から、もう食事がとれる状態ではなくなってしまいました。

リクエスト食の取材時に、患者さんが食事を「美味しい」と口にする姿を目にして、涙を流すご家族の風景を何度も目にしたことがありました。

誰かがこうして「美味しい」と食べものを口にすることが、こんなにそばにいる人を幸せな気持ちにするのかと、私もそのときに初めて実感することになったのです。

お話をお聞きした患者さんやご家族の皆さんのおかげで、私は最後に母に蛤ご飯を食べてもらえたのだと感じています。

池永昌之先生や看護師の和田栄子さんが教えてくださったように、「あなたは私にとって大切な存在である」と伝えること。管理栄養士の大谷幸子さんや調理師の高藤信二さんが見せてくださったような、「食べる楽しみを思い出してもらう」工夫。

淀川キリスト教病院のホスピスで行われているすべては難しいけれど、いろんな「場」で、それぞれにきっと何かできることがある。この「何かできることがある」ということが、遺される側にとって、こんなに大きく深く影響するのだということも、その後、実体験として感じています。

「そうやろ」「そうでしょ」

お話を聞かせていただいた皆さんの笑顔が今も浮かんでくるようです。私のなかでは相変わらず皆さんお元気で、笑っている姿ばかり。文庫になりました。心のなかでご報告します。驚いたり喜んだりしてくれている気がします。

改めて皆さんのご冥福をお祈りいたします。

最後になりましたが、本書の文庫化にあたり、ご快諾くださったご家族の皆さん、病院関係者の方々、急なお願いにもかかわらず（ものすごくお忙しいのに）、快く解説をお引き受けくださった若松英輔さんに感謝申し上げます。また、さまざまなお骨折りを頂きました幻冬舎の大島加奈子さんにもお礼を申し上げます。

２０１９年９月

青山ゆみこ

解説――「時」の出来事としての食事

若松英輔

この本は、『人生最後のご馳走』という題名にあるように、余命が限られた人が「最後」に何を食べたいと思うかをめぐって綿密かつ、親密に取材した記録になるはずだった。作者もそのつもりで世に送り出したのかもしれない。

だが、書かれた言葉は読まれることによって新生する。今、私たちが向き合っているのは、これまでになかった幸福論であり、いのちの告白によってつむがれた稀有なる「物語」なのである。「物語」とは、造られたものであることを意味しない。それは、言葉では語り得ないものを登場する人たちの姿が体現する、生のドラマにほかならない。

「物語」の舞台となったのは、大阪府の淀川キリスト教病院のホスピス・こどもホスピス病院である。ホスピスに入所した人たちは、積極的な治療という道ではなく、死を受け容れるという選択をしている。

死を受け容れる、とはいうものの、私たちは誰も死を知らない。だから、厳密な意味では死を受け容れた人はこの世に存在しない。ホスピスに入ったと聞くと、生死の理を悟ったように感じられるかもしれないが、おそらく、そのような人は今までも、これからも存在しない。

いつか、というよりは必ず訪れる死を前にしたとき、すべての人は未知なるものと向き合う勇者になる。この本に入所者として登場する人々は、皆、穏やかにおもいを語る。だが、他者の目には見えないところで、それぞれの死を前に生きるというたたかいを続けているのを、見過ごしてはならないだろう。

人間は食べなくては生きていけない。しかし、あまりにも身近な行為だからなのか、「食べる」ということがどういう営みであるかを、人間は真剣に考えてこなかった。「何を食べるか」ばかりを考えて、「食べるとは何か」をめぐっておもいを深めてこなかった。ある意味では、「食べる」ことをなおざりにしているといえるのかもしれない。

しかし、これが人生最後の食事だ、ということになれば状況は一変する。

作者が、この本に着手したときにぶつかったのも「食べるとは何か」という壁だった。

「人は食べないと生きていけない」と書いたあと作者はこう続けている。

貧しさで3日に1度しか持たせてもらえなかったお弁当のおかずも、家族で賑《にぎ》やかに囲む豪勢なすき焼きも、味も素っ気もない病院食のお粥も、体に入れば結局は同じで、生きるために重ねてきた単なる何千分の一食でしかないのかもしれない。

でもやっぱり違う。食べることは栄養摂取の作業ではない。また、たとえどんなに質素なおかずであってもそこに思いの込められた食事は、その人にとって大切な時間で、それは「ご馳走」なのだ。14人の末期のがん患者の方々の話に耳を傾けるうちに、私はそう感じるようになった。

「病院食」という言葉は、カロリー計算はされているが、そこからよろこびを感じることが無い、というもののたとえとして用いられる。この本でも、前の病院では食べ物がのどを通らなかったという証言が幾度となく繰り返される。

食事が単なる栄養摂取であれば、その成果は体内に残っている栄養素を測ればよいのかもしれない。もちろん、食事は空腹を満たすためだけのものでもない。また、美味を感じることに終わるものでもないのである。

もしも、食事の本質を見極めるということが、いかに美食を追究するかということなのであれば、どこまでも味覚を鍛えなくてはならないだろう。そのいっぽうで、何を食べるのかも重要だが、いつ、どこで、誰と、何を思って食べるのかによってその経験の意味がまったく変わることを私たちは知っている。

作者が書いているように食事とは、ある種の「時間」の経験にほかならない。

ここでは時計で計測できる「時間」と、作者がいう人が心で感じている時間を分けるために後者を「時」と書くことにする。

仕事に追われ、とりあえず食べられる物を体内に入れる。こうしたとき、私たちにとって食事はほとんど「時間」的な作業になっている。だが、大切な人と静かに言葉を交わしながらともにする食事は、それが何度繰り返されても、かけがえのない「時」の経験になる。

時間的な「作業」は繰り返されるように感じられ、次第に新鮮味を感じられなくなってくる。だが、「時」の経験は違う。それは繰り返されることのない人生の出来事だからだ。

食事とは何かを感じ直そうとするとき、私たちはわが身を「時間」の世界ではなく、「時」の世界に置かなくてはならないのかもしれない。

早い、遅い、長い、短いと形容されるように「時間」は量的な存在だ。しかし、「時」はそうした量的な形容詞といっさい関係を持たない。「時」を測ることはできず、その重みを数字で表わすこともできない。
「食べる」という行為を通じて、時間の彼方に「時」を感じようとする営み、それが食事の本質かもしれない。この本に記録された14人の入所者と彼らを支える医療チームの人びとの言葉を読んでいると、そう感じられてくる。

ホスピスで患者さんのお世話をする私たちは、「私はあなたのことを大切に思ってい る」という思いをそれぞれの立場で患者さんに伝えることが大事。

そう語るのは、このホスピスの医師である池永昌之である。ここでの「お世話」とは、食事をふくむ、日常生活動作のすべてにかかわることだと考えてよい。その一つ一つが、それを受け取る人の尊厳に呼応するものでなくてはならない。
尊厳などというむずかしい言葉でなくてもよい。どのケアも受け取る者の「こころ」に届くものでなくてはならないというのである。もちろん、食事もそうでなくてはならない。「食べる」という行為は、身体的な営みに留《とど》まらない。そこには「よろこび」という感情が伴う。それだけではない。私たちは食事、あるいは「食べる」という行為を通じて、情愛の交感を経験しているのである。

多くの人が一度は、人生最後に何を食べたいか、ということをめぐって話をしたことがあるのではないだろうか。あるときレストランで食べた忘れられない料理を挙げる人もいるだろうし、風邪を引いたときに家族が作ってくれた料理を食べたい、という人もいるかもしれない。

何を食べたら人生最後の食事にふさわしく、最高の美味、あるいは最高の充足を感じることができるか、ということであれば、何を食べるのかを考えればよいのだろう。しかし、こうしたとき、私たちは何を食べるのかばかりに気をうばわれ、「人生最後」が何を意味するのかをあまり深く感じられていないのではあるまいか。

この本に取り上げられるメニューはじつにさまざまだ。しかし、どんな料理を通じてであっても人々は、それを食べながら自分の人生を振り返る。心を込めて作られた料理を味わいながら、自分の人生を味わっている。「食べる」という営みを通じて、沈黙していた記憶を、あざやかな「時」の出来事としてよみがえらせている。14人の「主人公」たちが、それぞれの言葉で、今、感じている幸せを語っているのも印象的だ。

優れた本は、しばしば既定のジャンルを超えてくる。冒頭にもふれたが、今、私にとって本書は、これまでにはなかった「幸福論」のようにも感じられる。

　初版が刊行されたのは二〇一五年、翌年には韓国語訳が出ている。私は、この本によって作者を知った。知っただけでなく、書き手としての信頼を深めた。人生の終わりの時間においての、ほんとうの意味での「食べる」ことの重要性を、医療や心理学、あるいは宗教界の専門家たちにも充分に考えられていなかったことを教えられたからである。

　刊行されて四年後、「食」と人間の関係を再考しようとした際、まっさきに浮かんだのがこの本だった。刊行後、ほどなくして買い求め、当時もある感慨をもって読み終えたのだが、再読したとき襲ってきた感情は四年前にはなかったものだった。電車のなかで読んでいた私は、文字通り涙でページが濡れる経験をした。

　あのときの涙が、私の涙であるなら問題はさほど大きくない。この本には心を動かす場面や発言はいくつも記されている。多くの読者が、本は目だけではなく、こころでも読んでいることを実感するだろう。

　電車に乗りながら、涙を禁じ得なかったとき、私はある奇妙な感覚に包まれていた。泣いているのは確かに自分だが、今起こっているのは、この本の「主人公」たちが、それぞれの「人生最後のご馳走」を食べたときの感情ではないのか、というおもいにつつまれていたのである。

「主人公」たちは、すべて未知の他者である。だが、私は彼、彼女らを会えなかった恩人のように感じている。

人生は生きるに値する。そして、この世の生活において心で受け止めたものは、さらにいえばその奥に届いたものは、死を経てもなお、消えることがないことを教えてくれたように思えてならない。

誰かに抱きしめられるとき、人は、自分がここにいることをたしかに感じる。存在を愛《いつく》しまれ、その愛《いつく》しみが心の奥にある「いのち」にふれたとき、人は、肉体が滅んでも「死なない」ことを知る。「主人公」たちは、「人生最後のご馳走」を通じて、このことを知ったのではないだろうか。一つ一つの独白は、それを豊かに物語っている。

——批評家・随筆家

淀川キリスト教病院
キリスト教精神に基づいた「全人医療」を実践する大阪市淀川区の中核病院。「生命の始まり＝周産期医療」「存続への危機＝急性期医療、救急救命医療」「生命の終末＝エンドオブライフ・ケア」において高度であたたかな医療を提供することを基本方針とする。1984年に関西初の病棟型ホスピスを開設。2012年に設立した独立型ホスピスは、2017年以降、淀川キリスト教病院のホスピス緩和ケア病棟としてベッド数を拡充し、リクエスト食に取り組む。

写真
p39　淀川キリスト教病院提供
p46　毎日新聞社提供
p74　片岡純さん提供
p105　著者撮影

上記以外、福森クニヒロ撮影

協力
淀川キリスト教病院（柏木哲夫・池永昌之・大谷幸子・和田栄子・高藤信二・伊藤麿紀）

この作品は2015年9月小社より刊行されたものです。

人生最後《じんせいさいご》のご馳走《ちそう》

淀川《よどがわ》キリスト教《きょう》病院《びょういん》のリクエスト食《しょく》

青山《あおやま》ゆみこ

令和元年9月20日　初版発行

発行人――石原正康
編集人――高部真人
発行所――株式会社幻冬舎
〒151-0051東京都渋谷区千駄ヶ谷4-9-7
電話　03(5411)6222(営業)
　　　03(5411)6211(編集)
振替00120-8-767643
印刷・製本―中央精版印刷株式会社
装丁者――高橋雅之

幻冬舎文庫

ISBN978-4-344-42887-4　C0195　　あ-73-1

幻冬舎ホームページアドレス　https://www.gentosha.co.jp/
この本に関するご意見・ご感想をメールでお寄せいただく場合は、
comment@gentosha.co.jpまで。